Dem Menschen eine Stimme geben

Franziskus Knoll

Dem Menschen eine Stimme geben

Advokatorisches Handeln in der Pflege im Akutkrankenhaus

Springer

Franziskus Knoll
Professor für Pastoraltheologie und
Homiletik
Theologische Hochschule Chur
Chur, Schweiz

Dissertationsschrift zur Erlangung des Grades eines Doctor rerum medicinalium an der Fakultät für Gesundheit der Universität Witten/Herdecke.

ISBN 978-3-658-52254-4 ISBN 978-3-658-52255-1 (eBook)
https://doi.org/10.1007/978-3-658-52255-1

Die Deutsche Nationalbibliothek verzeichnet diese Publikation in der Deutschen Nationalbibliografie; detaillierte bibliografische Daten sind im Internet über https://portal.dnb.de abrufbar.

Planung/Lektorat: Renate Scheddin
Springer ist ein Imprint der eingetragenen Gesellschaft Springer Fachmedien Wiesbaden GmbH und ist ein Teil von Springer Nature.
Die Anschrift der Gesellschaft ist: Abraham-Lincoln-Str. 46, 65189 Wiesbaden, Germany

Vorwort

Die vorliegende, zur Veröffentlichung leicht bearbeitete empirisch-qualitative Studie widmet sich einem Thema, das im hektischen Alltag des Akutkrankenhauses oft zu kurz kommt: der advokatorischen Stimme für jene Menschen, die selbst nicht mehr für sich sprechen können. So sind es Pflegefachpersonen, die tagtäglich an vorderster Front stehen und stellvertretend nach Lösungen für die anvertrauten Patient:innen, Angehörigen und/oder Mitarbeitenden suchen, wenn eben etwas ganz und gar nicht so läuft, wie es laufen sollte. Sie scheuen dabei auch nicht vor negativen Konsequenzen zurück, selbst wenn dies Konflikte mit anderen Berufsgruppen bedeuten kann.

Die Idee zu dieser Untersuchung entstand aus der Beobachtung, dass advokatorisches Handeln in der Pflege zwar allgegenwärtig ist und zur Definition von Pflege und Pflegefachperson des *International Council of Nurses* (ICN) dazugehört – im deutschsprachigen Raum bislang jedoch nicht wissenschaftlich beleuchtet wurde. Es ist an der Zeit, diesem wichtigen Aspekt pflegerischer Tätigkeit eine Stimme zu geben – und damit jenen Pflegenden, die täglich advokatorisch handeln.

Auf dem Weg zur Fertigstellung dieser Arbeit haben mich viele Menschen begleitet, denen ich an dieser Stelle gerne danken möchte: den Gutachtern der diesem Buch zugrundeliegenden Dissertation, Univ.-Prof. Dr. med. Arndt Büssing (Universität Witten/Herdecke) und Prof. Dr. med. Eckhard Frick SJ (Technische Universität München) sowie den 15 Pflegefachpersonen, einer Ergotherapeutin und zwei Vertreter:innen aus dem ärztlichen Dienst. Sie waren bereit, mir in den Interviews während der Corona-Pandemie einen tiefen und bewegenden Einblick in ihre Erfahrungen zu gewähren. Ihre Offenheit und ihr Vertrauen bilden das

Herzstück dieser Arbeit. Ihre Geschichten haben mich berührt und immer wieder aufs Neue darin bestärkt, wie bedeutsam advokatorisches Handeln in der Pflege ist – und wie sehr es der Anerkennung bedarf.

Ein großer Dank gilt Dr. Barbara Schuster für ihr gewissenhaftes Lektorat und ihr differenziertes Mitdenken sowie Dr. Ludwig Engels und der Theologischen Hochschule Chur (Schweiz) für die Übernahme der Druckkosten. Ein weiterer Dank gilt Barbara Schwab (Grafikdesign) und Wolfgang Glettenberg (Atelier Schwab) für die mitdenkende Entwicklung der Graphiken. Nicht zuletzt danke Br. Prof. em. Dr. Peter Schiffer OSCam für die Diskussion einzelner Kapitel und die Überprüfung der vorgenommenen Kategorienbildung.

Franziskus Knoll

Interessenkonflikt Der/die Autor*in hat keine relevanten Interessenskonflikte im Zusammenhang mit dieser Publikation.

Inhaltsverzeichnis

1 Einleitung 1

2 Hintergründe, Erkenntnisinteresse, Fragestellungen und terminologische Klärungen 5

2.1 Argumente für einen advokatorischen Einsatz Pflegender 5

2.1.1 Demographische Entwicklung und wachsender Pflegebedarf 6

2.1.2 Weitere mögliche Gründe für einen advokatorischen Einsatz Pflegender 8

2.2 Erkenntnisinteresse der vorliegenden Studie 10

2.3 Forschungsfragen 11

2.4 Zentrale Begriffe 12

2.4.1 Anwalt und advokatorisches Handeln 12

2.4.2 Professionelle Pflege 13

2.4.3 Wohlbefinden 14

2.5 Struktur der Arbeit 18

3 Forschungsstand, Methodik und methodisches Vorgehen 19

3.1 Blick auf den Forschungsstand 19

3.1.1 US-amerikanische Literatur 20

3.1.2 Deutschsprachige Literatur 26

3.1.3 Forschungsbedarf und Forschungsdesign 26

3.2 Methodik und methodisches Vorgehen 27

3.2.1 Experteninterviews 28

3.2.2 Entwicklung des Interviewleitfadens 32

3.2.3 Experteninterviews als Leitfadeninterviews 33
3.2.4 Auswahl der Forschungsteilnehmenden, Untersuchungsgruppe und Feldzugang 34
3.3 Gütekriterien qualitativer Forschung und Datenerhebung 35
3.3.1 Kontrollierte und reflektierte Subjektivität 36
3.3.2 Kontextgebundenheit 36
3.3.3 Offenheit 37
3.3.4 Triangulation 37
3.3.5 Transparenz der Vorgehensweise und Aspekte des Datenschutzes 38
3.4 Transkription und Datenauswertung 39
3.4.1 Expert:inneninterviews 39
3.4.2 Fallarbeiten 41
3.5 Kritische Überlegungen zum methodischen Vorgehen 42
3.6 Forschungsethische Reflexionen 43

4 Sampling und Kategorien 47
4.1 Sampling 47
4.1.1 Studienteilnehmer:innen 47
4.1.2 Geschlecht der Pflegekräfte 49
4.1.3 Alter der befragten Pflegekräfte 49
4.1.4 Berufserfahrung der Pflegekräfte 50
4.1.5 Klinikart und Tätigkeitsfeld der Pflegekräfte 51
4.1.6 Interviewdauer 52
4.2 Prozess der Kategorienbildung 52
4.2.1 Kategorienbildung vor der Analyse 52
4.2.2 Induktive Kategorienbildung auf der Grundlage der Interviewtransskripte 53

5 Ergebnisdarstellung 59
5.1 Präsentation der Ergebnisse im Blick auf die literaturgestützten Annahmen 59
5.1.1 Anforderungssituationen advokatorischen Handelns 60
5.1.2 Verständnis advokatorischen Handelns 63
5.1.3 Personale Voraussetzungen advokatorischen Handelns 66
5.1.4 Advokatorische Vorgehensweisen 73
5.2 Präsentation der induktiven Ergebnisse aus den Interviews 78
5.2.1 Motive advokatorischen Handelns 79
5.2.2 Handlungsentschluss 87

5.2.3 Advokatorische Vorgehensweisen 90
5.2.4 Hilfreiche und hinderliche Bedingungen 91
5.2.5 Auswirkungen advokatorischen Handelns und Nicht-Handelns für die Pflegekraft 99
5.2.6 Interprofessionelle Zusammenarbeit zwischen Pflegekräften und ärztlichem Dienst 104
5.2.7 Selbstsorge 113
5.3 Perspektiven Dritter 116
5.3.1 Sichtweisen einer Ergotherapeutin 116
5.3.2 Sichtweisen des ärztlichen Dienstes 119
5.4 Ertrag 125
5.4.1 Eine Definition advokatorischen Pflegehandelns 125
5.4.2 Eine Theorie advokatorischen Pflegehandelns 125

6 Ergebnisdiskussion, Limitation und Ausblick 129
6.1 Wertvorstellungen advokatorisch handelnder Pflegekräfte 130
6.1.1 Interpretation der Ergebnisse 130
6.1.2 Implikationen für die Praxis 140
6.2 Advokatorischer Handlungsentschluss 141
6.2.1 Interpretation der Ergebnisse 142
6.2.2 Implikationen für die Praxis 151
6.3 Interdisziplinäre Zusammenarbeit 152
6.3.1 Interpretation der Ergebnisse 153
6.3.2 Implikationen für die Praxis 156
6.4 Limitationen und Forschungsbedarf 160

Literaturverzeichnis 163

Abbildungsverzeichnis

Abb. 4.1 Berufserfahrung der befragten Pflegekräfte in Jahren 51
Abb. 5.1 Advokatorische Vorgehensweisen 74
Abb. 5.2 Modell advokatorischen Pflegehandelns 128
Abb. 6.1 Verantwortungsübernahme nach Max Weber 144
Abb. 6.2 Verantwortungsübernahme nach Jean-Paul Sartre 146
Abb. 6.3 Parrhesie als Wahrsprechen in Machtbeziehungen 148

1 Einleitung

Als die Pflegefachfrau das Kind auf der Kinderintensivstation sah, war ihr klar, dass sie etwas tun musste:

> „Das war ein relativ also ein Frühgeborenes hyperthrophes also es war relativ reif in der 25. Schwangerschaftswoche war das glaub ich und lungenmäßig relativ GUT aber hatte Bauchprobleme musste dann operiert werden ein Anus Praeter angelegt werden und dann nochmal nachoperiert und dann nochmal nachoperiert (.) und zuletzt ist der Bauch geplatzt also der ganze Siff ist im Prinzip aus dem Bauch herausgelaufen und da war es so dass ich (.) und dann ging es halt immer da drum nochmal nochmal ein Arzt muss nochmal drauf gucken und man muss nochmal die Wunde angucken die ganze Zeit wollte jemand etwas an dem KIND und dem Kind ging es echt schlecht.“[1]

Sie überlegte, was genau zu tun sei. Möglicherweise überschritt sie ihre Kompetenzen oder das Ganze war auch bloß falscher Alarm – auch wenn es sich nicht so anfühlte. Die Pflegefachfrau hatte aber keine Wahl. Sie musste etwas tun:

> „Und da hab ich gesagt da gings mir echt so *Entweder ihr überlegt euch jetzt hier was ihr macht oder ihr geht jetzt weg aber immer nur ‚Ah ja könnt man mal müsst man mal schaun wir mal jetzt beobachten wir es mal‘* und wenn Du dann beim Kind bist und siehst es geht ihm schlecht und jeder ich sag mal drückt sich und drückt sich auch nicht und möchte noch irgendetwas mitreden (.) das war echt schrecklich und dann hab ich echt zum Oberarzt gesagt *Also entweder ihr stellt euch jetzt neben das*

---

[1] Interview 10, 347–355. Alle anonymisierten Interviews stehen als elektronische Ressource berechtigten Usern als Zusatzmaterial zur Verfügung.

Ergänzende Information Die elektronische Version dieses Kapitels enthält Zusatzmaterial, auf das über folgenden Link zugegriffen werden kann https://doi.org/10.1007/978-3-658-52255-1_1.

F. Knoll, *Dem Menschen eine Stimme geben*,
https://doi.org/10.1007/978-3-658-52255-1_1

> *Bett hin und schaut euch das an und seht was dort passiert oder ihr bleibt weg* (...) dann ist er gegangen weil er wollte dann nochmal ne Untersuchung machen wo ich gesagt habe *Nein jetzt nicht jetzt guck doch mal wie das Kind aussieht und wie es ihm geht einfach schlecht und überhaupt und es sind schon drei da gewesen und haben fast das Gleiche gemacht wie Du auch also NEIN* und dann ist er weg und dann ist er wieder gekommen und hat gesagt *Ja, Sie wissen Frau N., wir kommen immer gut aus miteinander aber ich muss das jetzt machen* und dann hab ich gesagt *Nein ich sehe es nicht so* weil es war wirklich einfach furchtbar anzugucken und ich bin jetzt keine Schwester die gleich in Mitleid zerfließt oder so was und dann ist er dann echt gegangen und ist dann später nochmal gekommen und hat gesagt *Ja Sie haben echt Recht gehabt* er wollte das nur für SICH und nicht für das Kind und das war dann okay für uns beide."[2]

Im Krankenhaus, in stationären Altenhilfeeinrichtungen und in ambulanten Diensten gibt es eine ganze Reihe von Frauen und Männern im Pflegedienst, die sich nicht nur an vorgegebenen Schemata orientieren, sondern sich mutig und kreativ für andere einsetzen. Es sind Menschen, die gerade dann nicht weglaufen, auch wenn manchmal alles zum Davonlaufen scheint. In diesem Sinn berichtet die ehemalige Leitung einer interdisziplinären Intensivstation:

> Pflegefachkraft: „Ich hab leider in den letzten Jahren sehr oft erfahren müssen dass die Menschen einfach nur ans Bett darf ich das sagen ans Bett also ans Bett gefesselt werden dann kommt man auf die Intensivstation und denkt sich ja ja komm nen ganz normaler Spätdienst und (.) und wir haben zwölf Betten und neun von zwölf liegen Fünf-Punkt-Fixiert im Bett. – Interviewer: Aber gut es gibt ja es gibt ja ne neue Gesetzeslage dazu zur Fixierung. – Pflegefachkraft: Ja gibt es aber Entschuldigung das wird nicht gelebt (.) es ist einfach ne Sache die wird nicht gelebt und man kommt dann eben dahin und (.) denkt sich warum denn eigentlich also warum also ich hab ne (.) wie hieß die Frau N. keine Ahnung ich weiß den Nachnamen nicht mehr aber es war de N. und ich kam zum Nachtdienst und sie war Fünf-Punkt-Fixiert im Bett nach einer großen Bauch-OP und sie durfte sich nicht bewegen die Frage war warum (.) weil kein Personal da war und weil halt eben die Frage bestand wenn die jetzt aufsteht und die uns abhaut was passiert denn dann (.) und (.) wir haben N. irgendwie mobilisiert und ham die in nen Stuhl gesetzt und ham die zu uns vorne auf die Station genommen und (.) und die hat den BTM-Schlüssel (= Betäubungsmittel-Schlüssel, F.K.) bewacht."[3]

Wer sich auf einen anderen Menschen begegnend einlässt, sich mit dessen Situation befasst und den ethischen Imperativ zum Handeln erfasst, der entwickelt eine Strategie zur Bedürfnisadressierung, überwindet hinderliche Faktoren und setzt

[2] Interview 10, 357–375.

[3] Interview 6, 133–152.

sich kreativ-handelnd für den anderen ein. Additiv dazu braucht es ein Gespür für mögliche Fallstricke interprofessioneller Zusammenarbeit. Eine Pflegefachfrau, Mitglied eines Palliativkonsils einer großen Universitätsklinik, bemerkt dazu:

> „Es ist sehr hierarchisch ich kenn das zum Beispiel aus der Kinderklinik da war das nicht hat so da war das nen bisschen anders das ist hier schon so sehr ha ja das muss seine Wege muss das eingehalten werden als ich angefangen hab zu arbeiten vor vier Jahren war das auch so dass ich dann erstmal so okay wen muss ich denn ansprechen was darf ich um niemand auf den Schlipps zu treten ja das ist manchmal so dass es hier doch arzt- und (.) mein Chef sagt immer so *Mein Backförmchen und Dein Backförmchen und nimm da jetzt nicht jemandem das Backförmchen weg* so sagt er das manchmal immer überspitzt (.) und (.) ja das ist schon und ich glaube manchmal dass es auch an der N. Klinik liegt also ich hab in nem kleinen Minikrankenhaus gelernt das ist über zwanzig Jahre her aber das war das kann man auch nicht vergleichen das waren damals andere Zeiten aber (.) das ist hier schon sehr Arzt getriggert."[4]

Und eine Pflegefachfrau einer Kinderintensivstation berichtet über die Auseinandersetzungen mit der ärztlichen Berufsgruppe zum Patientenschutz:

> „Die (.) Assistenten müssen dann auch üben an lebenden Menschen und (.) da muss man auch schauen dass man das frühzeitig abbricht so als Pflegekraft weil da versuchen die natürlich schon zu intubieren oder Zugänge zu legen (...) aber es dauert dann natürlich manchmal nen bisschen LÄNGER und dann gibt's (.) paar mehr Piekser und da (.) sind dann sehen die dann mehr so diesen Lerneffekt und Lehreffekt für die für ihre Kollegen und da muss man dann als Pflegende zum Beispiel auch einstehen und sagen *So ich glaub jetzt reichts mal* (.) aber wenn dann die oberen (.) Ärzte das nicht direkt hinbekommen dann gibt es auch noch andere Fachbereiche wie die Anästhesie die das jeden Tag machen jeden Tag intubieren fünfzehn Mal und das ist dann schon so dass die (.) bisschen brauchen um einzusehen dass sie vielleicht auch mal jemand anders holen könnten das zu tun also das kann ich unterschreiben dass sie sich jetzt nicht so gerne sagen lassen *Sollen wir jetzt mal die Anästhesie anrufen da ist dann der Tubus direkt drin* das gibt dann aber auch Nachgespräche also das war jetzt vor Kurzem auch erst dass erst (.) nicht direkt geklappt hat bei einem Oberarzt und dann mehrfach gesagt wurde vom Pflegepersonal *Wir können ja die Anästhesie anfunken* und dann hat das nen bisschen länger gedauert und dann gabs aber auch (.) riesen Gespräch darüber (...) und im Nachhinein ist es dann auch schwierig sich einzugestehen als Oberarzt natürlich dass man (.) das vielleicht hätte anders machen können."[5]

Wenn Patient:innen und Angehörige nicht gerade selbst einer Gesundheitsprofession angehören, stellt das Akutkrankenhaus für sie wohl ein eigenartiges und

[4] Interview 14, 397–408.

[5] Interview 5, 615–640.

befremdliches Setting dar, denn sie sind in der Regel weder mit krankenhausspezifischen Abläufen noch mit dessen hierarchischer Kultur oder den Fachtermini vertraut. Auch wenn sich Pflegebedürftige und Angehörige noch so sehr darum bemühen, die ärztlichen Informationen zu verstehen und die eigenen Anliegen mitzuteilen, bestehen aufgrund der gegebenen Bedingungen potenzielle Kommunikationsbarrieren. In solchen Situationen könnte es hilfreich sein, wenn es für die betroffenen Personen gäbe, die mit dem klinischen System, dessen Kultur und den Fachsprachen vertraut sind, um an sie gerichtete Informationen zu übersetzen oder deren Anliegen im therapeutischen Team zu vertreten. In diese Richtung weisen die eingangs exemplarisch zitierten Interviewpassagen: Pflegekräfte setzen sich im Akutkrankenhaus für die Belange von Patient:innen und/oder deren Angehörige ein. Sie nehmen mithin advokatorische Funktionen wahr. Sie scheuen dafür selbst nicht vor negativen Konsequenzen zurück, wie sie sich aus einer Konfrontation mit einer anderen Berufsgruppe wie beispielsweise dem ärztlichen Dienst ergeben können.

Diese schlaglichtartigen Beobachtungen legen es nahe, wissenschaftlich genauer zu untersuchen, wie sich ein solches advokatorisches Handeln in der professionellen Pflege zeigt und einzuordnen ist, weil es bisher im deutschsprachigen Raum noch nicht wissenschaftlich erforscht und beschrieben wurde. Zudem soll dadurch sichtbarer gemacht werden, welchen positiven Beitrag professionelle Pflege zur Bedürfnisadressierung von Patient:innen und/oder Angehörigen im Akutkrankenhaus leistet und welcher Wertschätzung der Pflegeberuf bedarf.

2 Hintergründe, Erkenntnisinteresse, Fragestellungen und terminologische Klärungen

In diesem Kapitel sollen studienrelevante Hintergründe und Grundlagen dargelegt werden. Dazu gilt es zunächst, exemplarisch einige Bedingungen zu erörtern, die für einen advokatorischen Einsatz Pflegender sprechen könnten. Zugleich werden damit Anlässe für ein advokatorisches Engagement formuliert. Daran knüpft sich die Erläuterung des Erkenntnisinteresses und der damit verbundenen Fragestellungen der vorliegenden Studie an. Einige terminologische Klärungen beschließen das Kapitel.

2.1 Argumente für einen advokatorischen Einsatz Pflegender

Eine Reihe von Faktoren führen zu einem advokatorischen Einsatz Pflegender. Dazu gehören Bedingungen wie beispielsweise (1) die demographische Entwicklung samt wachsendem Pflegebedarf; (2) die steigende kulturelle Vielfalt im Zuge von Migrationsbewegungen oder Herausforderungen, die sich (3) aus Singularisierungstendenzen innerhalb der Bevölkerung und (4) aus medizinischen Behandlungsfehlern ergeben können. Der Fokus der folgenden Ausführungen liegt auf den Gegebenheiten in Deutschland.

F. Knoll, *Dem Menschen eine Stimme geben*,
https://doi.org/10.1007/978-3-658-52255-1_2

2.1.1 Demographische Entwicklung und wachsender Pflegebedarf

Ein Blick auf Berechnungen des Statistischen Bundesamtes in Wiesbaden zeigt, dass in den kommenden Jahren der Pflegebedarf in Deutschland von der demographischen Entwicklung bestimmt sein wird. Zum 31. Dezember 2023 waren von den 84,7 Millionen Menschen in Deutschland etwa 6,1 Millionen 80 Jahre und älter.[1] Im Jahr 2018 lag die Quote noch bei 5,3 Millionen und im Jahr 2020 bei 5,9 Millionen Menschen.[2] Ihr Anteil wird weiter ansteigen und voraussichtlich im Jahr 2060 mit etwa 9 Millionen den bis dahin höchsten Wert erreichen.[3] Eine solche demographische Entwicklung zeitigt nicht nur einen längeren Verbleib der Menschen in den sozialen Sicherungssystemen, sondern wird auch zu Veränderungen im Krankheitspanorama und damit im Pflegehilfebedarf führen.

Im Dezember 2023 waren in Deutschland knapp 5,7 Millionen Menschen im Sinne des Pflegeversicherungsgesetzes (SGB XI) pflegebedürftig.[4] „Knapp neun von zehn Pflegebedürftigen (86 % beziehungsweise 4,9 Millionen) wurden im Dezember 2023 zu Hause versorgt. (…) Davon stieg die Zahl der durch ambulante Dienste betreuten Pflegebedürftigen um 5,1 % (+54 000). Die Zahl der überwiegend durch Angehörige versorgten Pflegebedürftigen stieg um gut ein Fünftel (+21 %) oder 549 000.“[5] Darüber hinaus entfielen im Jahr 2023 auf die 1.874 Krankenhäuser etwa 17,2 Millionen so genannte Fallzahlen mit einer durchschnittlichen stationären Verweildauer von 7,2 Tagen.[6] Ihre pflegerische Versorgung wurde von 1.413.604 Vollkräften (ärztlicher und nicht-ärztlicher Dienst) sichergestellt.[7] Im gleichen Jahr lag die altersspezifische Fallzahl in der Altersgruppe der über 65-Jährigen bei 43.867 Diagnosen/ Behandlungsanlässen je 100.000 Einwohner.[8]

Das bisher Gesagte soll am Beispiel des Ernährungsmanagements konkreter veranschaulicht werden. Eine professionelle Sorge um Menschen mit

[1] Vgl. Statista (2025): Bevölkerung – Zahl der Einwohner in Deutschland von 2010 bis 2024.

[2] Vgl. Statista (2025): Altersstruktur der Bevölkerung in Deutschland zum 31. Dezember 2031.

[3] Vgl. Statistisches Bundesamt (2017): Bevölkerungsentwicklung bis 2060. Wiesbaden: 13.

[4] Vgl. Statistisches Bundesamt (2024): Pressemitteilung Nr. 476 vom 18. Dezember 2024.

[5] Vgl. Statistisches Bundesamt (2024): Pressemitteilung Nr. 476 vom 18. Dezember 2024.

[6] Vgl. Statistisches Bundesamt (2024): Gesundheit – Grunddaten der Krankenhäuser 2023.

[7] Vgl. Statistisches Bundesamt (2024): Gesundheit – Grunddaten der Krankenhäuser 2023.

[8] Vgl. Gesundheitsberichtserstattung des Bundes: Diagnosedaten der Krankenhäuser ab 2000.

Schluckstörungen stellt eine herausfordernde Aufgabe für Pflegekräfte dar. Situationsangemessene pflegerische Interventionsmaßnahmen können hier erfolgreich dazu beitragen, den Ernährungsstatus der Betroffenen zu verbessern. Auch wenn solche Maßnahmen auf den ersten Blick selbstverständlich erscheinen mögen, bleibt deren Umsetzung im Pflegealltag unter den gegebenen Bedingungsmomenten aus Personal- und Zeitmangel tatsächlich jedoch eine Herausforderung. Es gilt nicht nur individuelle Ernährungspräferenzen der Patient:innen zu eruieren, sondern auch mit herausfordernden Verhaltensweisen zurecht zu kommen, die ihrerseits wiederum in der Unfähigkeit begründet sein können, sich verständlich zu machen. Darüber hinaus kann solches Verhalten als Reaktion auf eine Welt ausgelegt werden, die von den Patient:innen nicht mehr als vertrauensstiftend und damit verlässlich erlebt wird. Oder anders: „Die Einschränkungen in der Kommunikation über Probleme und Bedürfnisse führen dazu, dass die Betroffenen nur durch Veränderungen im Verhalten auf sich aufmerksam machen können. Dritte können jedoch häufig diese Signale nicht deuten und den Auslöser verkennen bzw. nicht verstehen. Das Erkennen der zugrunde liegenden Problematik erfordert von den Helfern eine intensive Beobachtung und die Kenntnis der Biographie. Ohne dies ist eine reale Hilfe bei herausforderndem Verhalten nicht möglich.“[9] Pflege kann in solchen Situationen den auf Hilfe angewiesenen, multimorbiden und damit vulnerablen Menschen zum Ausgangspunkt ihres professionellen Handelns machen, d. h. den Menschen mit seinen individuellen Abhängigkeiten verstehend annehmen und ein lösungsorientiertes Eintreten für dessen Belange als originäres Pflegehandeln begreifen. Und darüber hinaus können Pflegende eine aktive Einbindung der Patienten in Behandlungsentscheidungen fördern oder stellvertretend den Patientenanliegen im interdisziplinären Diskurs Gehör verschaffen. Auf diese Weise stärken sie vorhandene Ressourcen, fördern die Selbstgestaltungsfähigkeit von Betroffenen und festigen die Resilienz der anvertrauten Menschen. Eine solche wahrnehmend verstehende Grundhaltung schließt eine sinnvolle Behandlung nicht grundsätzlich aus. Sie vermeidet jedoch einen ‚blinden' Aktionismus, der die individuelle Situation verkennt, andersartige Behandlungsoptionen übersieht und/oder auch die Möglichkeit außer Acht lässt, dass ein schwacher und auf Hilfe angewiesener Mensch auch ohne Maximaltherapie ein sinnvoll-erfülltes Leben führen kann.

[9] Bundesministerium für Gesundheit (2006): Rahmenempfehlungen zum Umgang mit herausforderndem Verhalten bei Menschen mit Demenz in der stationären Altenhilfe: 14.

2.1.2 Weitere mögliche Gründe für einen advokatorischen Einsatz Pflegender

Zu einem Setting als einer Mischung aus individuellen Pflegebedürfnissen und professionell-identifiziertem Pflegebedarf können weitere Bedingungen hinzutreten, die die Situation für die Betroffenen zusätzlich, aber auch unabhängig davon erschweren. Daraus resultieren weitere Gründe eines advokatorischen Einsatzes Pflegender für die anvertrauten Menschen. Zu ihrer Illustration werden im Folgenden drei weitere Variablen skizziert: (1) die wachsende kulturelle Vielfalt, (2) gesellschaftliche Singularisierungstendenzen sowie (3) das Faktum medizinischer Behandlungsfehler.

a) Herausforderungen durch eine wachsende kulturelle Vielfalt
Die Migration nach Deutschland verändert das Spektrum kultureller Diversität. Zum 31. Dezember 2024 erfasste das Ausländerzentralregister etwa 14 Millionen Menschen mit ausländischer Staatsangehörigkeit.[10] Die größte Gruppe bildeten darunter Staatsangehörige der Türkei, gefolgt von Menschen aus der Ukraine, Syrien und Rumänien.[11] Aus den unterschiedlichen kulturellen, religiösen, spirituellen und sprachlichen Prägungen dieser Menschen erwachsen insbesondere im Alters- und Krankheitsfall spezifische pflegerische Herausforderungen. Sie können die Kommunikation, die Behandlungsakzeptanz und Vertrauensbildung beeinflussen. Gefordert ist eine kultur- und sprachsensible sowie religiös-spirituell kompetente Pflege, um die Bedürfnisse dieser Personengruppen adressieren zu können.

b) Herausforderungen durch gesellschaftliche Singularisierung
Laut Angaben des Statistischen Bundesamtes lebten im Jahr 2023 etwa 20,3 % der Menschen in Deutschland (ca. 17,1 Millionen) allein.[12] „Nur in den fünf nord- beziehungsweise nordosteuropäischen Staaten Finnland (25,8 %), Litauen (24,6 %), Schweden (24,1 %), Dänemark (23,5 %) und Estland (21,5 %) wohnten im EU-Vergleich anteilig noch mehr Menschen allein.“[13] Nach der so genannten Trendvariante werden im Jahr 2040 rund 52 % der Menschen einen Einpersonenhaushalt führen.[14] „Im Jahr 2023 lebten in der EU 31,6 % der Menschen

---

[10] Vgl. Statistisches Bundesamt (2025): Migration und Integration.

[11] Vgl. Statistisches Bundesamt (2025): Migration und Integration.

[12] Vgl. Statistisches Bundesamt (2024): Bevölkerung.

[13] Statistisches Bundesamt (2024): Bevölkerung.

[14] Vgl. Statistisches Bundesamt (2020): Entwicklung der Privathaushalte bis 2040: 7.13 f.

ab 65 Jahren allein in einem Haushalt. In Deutschland lag der Anteil in dieser Altersgruppe mit 34,6 % etwas über dem EU-Durchschnitt."[15] Eine solche Singularisierung kann – zumindest potenziell – in einer geringeren sozialen Unterstützung insbesondere im Krankheitsfall oder bei steigender Pflegebedürftigkeit münden. Möglicherweise stehen dann auch keine direkten (Ehe)Partner:innen zur Seite, welche angesichts solcher Situationen die Beachtung individueller Bedürfnisse einfordern könnten. Grundsätzlich können solche natürlich auch von guten Freund:innen wahrgenommen werden. Aber auch hier besteht angesichts der demographischen Entwicklung die Frage, ob mit einem zunehmenden Alter nicht auch der Freundeskreis schrumpft und damit die Angewiesenheit auf professionelle Helfer:innen zunimmt. Für die Einsamen unter den Alleinlebenden steigt zudem die Prävalenz für kardiovaskuläre Erkrankungen, Diabetes, Depressionen oder Stresserleben.[16] „Untersuchungen zufolge bewegen sie sich weniger, machen weniger Sport, bleiben öfter zu Hause und ernähren sich in vielen Fällen schlechter als Menschen, die sich nicht einsam fühlen. Auch werden sie häufiger suchtkrank."[17]

c) Herausforderungen durch medizinische Behandlungsfehler

„Jährlich werden mehr als 7.500 Behandlungen, bei denen Behandlungsfehler vermutet werden, durch die Gutachterkommissionen und Schlichtungsstellen bei den Ärztekammern im Hinblick auf die Arzthaftung bewertet."[18] Nach Auskunft der Bundesärztekammer wurden im Jahr 2023 bei 7.529 gestellten Anträgen 1.162 Behandlungsfehler bejaht.[19] Vermutet jemand einen ärztlichen Behandlungsfehler, kann er sich an seine gesetzliche Krankenkasse wenden, die durch das Patientenrechtegesetz (§ 66 SGB V) verpflichtet ist, ihn entsprechend zu unterstützen. Zur Klärung eines Verdachtsmoments beauftragt die Krankenkasse dann in der Regel den Medizinischen Dienst mit einem entsprechenden medizinischen Sachverständigengutachten. Ein solches Gutachten soll Klarheit im Sinne einer objektiven Beurteilung des medizinischen Sachverhalts bieten und

[15] Statistisches Bundesamt (2024): Bevölkerung.

[16] Vgl. Papon, V. et al. (2024): Costs of Loneliness-related Health Consequences in Spain. In: Das Gesundheitswesen 5: S301; Vgl. Schaaf, S. (2023): Literaturanalyse Einsamkeit im Alter. Zusammenfassende Dokumentation. Bern: Age Stiftung: 10; Vgl. Hawkley, L./ Cacioppo, J. (2010): Loneliness Matters: 218–227.

[17] Hummel, K. (2023): Annette allein zu Haus.

[18] Bundesärztekammer (o. D.): Statistische Erhebung der Gutachterkommissionen und Schlichtungsstellen für das Statistikjahr 2023: 2.

[19] Vgl. Bundesärztekammer (o. D.): Statistische Erhebung der Gutachterkommissionen und Schlichtungsstellen für das Statistikjahr 2023: 3.5.

die Betroffenen bei der Verfolgung von Regressansprüchen unterstützen.[20] Ärztinnen und Ärzte haben gemäß Behandlungsvertrag die Pflicht, ihre Behandlung sorgfältig und nach der aktuellen medizinischen Kunst und der anerkannten Wissenschaft durchzuführen. Dies erfordert zwar ein sorgfältiges Vorgehen, da jedoch jeder medizinische Eingriff mit gesundheitlichen Risiken verbunden ist, kann ein umfassender Behandlungserfolg nicht garantiert werden. Deshalb werden Patientinnen und Patienten vor dem jeweiligen Eingriff über die wesentlichen und bekannten Risiken, die Art und Weise der Behandlung sowie die Verhaltens- und Vorsichtsmaßnahmen informiert. Auf dieser Grundlage können sie dann ihre informierte Zustimmung zu dem geplanten Eingriff erteilen. Folglich ist nicht jede Komplikation oder jeder misslungene Eingriff einfach mit einem Behandlungsfehler gleichzusetzen. Erst wenn nachweislich die ärztliche Sorgfaltspflicht verletzt wurde, können rechtliche Schritte eingeleitet werden. Die Chancen für eine rechtliche Durchsetzung von Regressansprüchen sind allerdings relativ gering. Nach geltendem Recht ist es Aufgabe der Patient:innen resp. ihrer Rechtsschutzversicherung oder ihrer Anwälte, die ärztliche Sorgfaltspflichtverletzung sowie den daraus resultierenden Schaden zu beweisen. Im Zuge einer Vergewisserung seitens betroffener Patient:innen oder deren Angehörige, ob ein etwaiger Behandlungsfehler vorliegt, fungieren Pflegekräfte zwar nicht als primäre Ansprechpartner:innen, gleichwohl können sie eine Rolle spielen, insofern sie erste Hinweise auf Fehler bemerken. Pflegekräfte dokumentieren etwaige Zwischenfälle und können so Beweise sichern helfen und/oder sie melden über das Risikomanagement (z. B. CIRS) Behandlungsfehler intern weiter. Zusammengenommen sind sie also wichtige Zeugen und Vermittler – vermutlich selten die primären Ansprechpartner. Die rechtliche und organisatorische Verantwortung sowie die Kommunikation im Falle eines medizinischen Behandlungsfehlers sind klar geregelt und unterscheiden sich je nach Art des Fehlers.[21]

2.2 Erkenntnisinteresse der vorliegenden Studie

Aus den skizzierten Herausforderungen mit einer wachsenden Gruppe hochbetagter und multimorbider Pflegebedürftiger, der sich verändernden kulturellen und sprachlicher Bevölkerungszusammensetzung, den Tendenzen zum Alleinleben

[20] Vgl. Medizinischer Dienst Bund/Medizinischer Dienst Bayern (2023): Behandlungsfehler: 3.

[21] Vgl. Medizinischer Dienst des Spitzenverbandes Bund und Krankenkassen (2020): Begutachtungsleitfaden – Behandlungsfehler und Pflegefehler.

sowie der Tatsache potenzieller medizinischer Behandlungsfehler erwächst eine Vielzahl von Herausforderungen für die professionellen Pflegefachpersonen – insbesondere dann, wenn sich diese Menschen in Krankenhäusern befinden. Trotz zahlreicher Informationskanäle verfügen die betroffenen Personen insbesondere im Blick auf die Einschätzung einer Notwendigkeit diagnostischer Maßnahmen oder diverser Behandlungsoptionen nicht automatisch (1) über das notwendige Fach- und Erfahrungswissen und/oder (2) über das argumentative Durchsetzungsvermögen ihrer individuellen Bedürfnisse gegenüber Dritten wie bspw. Pflegefachkräften und Ärzt:innen. Darüber hinaus haben Hochbetagte tendenziell weniger soziale Kontakte bis hin zur Vereinsamung, da mit zunehmendem Alter durch Verluste im Freundes- und Familienkreis das Netzwerk kleiner wird. Gleichwohl kann soziale Isolation im hohen Lebensalter aber auch das Ergebnis eines selbstgewollten sozialen Rückzugs darstellen.[22] Grundsätzlich kann das Fehlen einer Partnerbeziehung oder enger Freundschaften im Alter nicht nur das Risiko für Einsamkeit und gesundheitlicher Risiken erhöhen[23], sondern auch dazu führen, dass es den Betroffenen an einer (zusätzlichen) sozialen ‚Lobby' fehlt, die stützend oder stellvertretend für deren Belange eintreten könnte.[24] Menschen mit Migrationshintergrund erwähnen häufiger keine Vertrauensperson zu haben. Zudem bestehen für sie möglicherweise weitere kulturelle und/oder sprachliche Barrieren.

2.3 Forschungsfragen

Im Rahmen der vorliegenden Untersuchung soll daher geprüft werden, (1) was Pflegende unter advokatorischem Handeln verstehen; (2) ob, aus welchen Motiven, in welchen Situationen und zu welchen Konsequenzen sie advokatorisch für Pflegebedürftige und/oder deren Angehörige tätig werden; (3) welche advokatorischen Strategien zum Einsatz kommen, (4) welche Bedingungen sich als hilfreich resp. problematisch für advokatorisches Pflegehandeln erweisen und ob Pflegekräfte (5) dazu auch interprofessionelle Konflikte mit Ärztinnen und

[22] Vgl. Lang, F. (2007): Motivation, Selbstverantwortung und Beziehungsregulation im mittleren und höheren Erwachsenenalter: 307–322.

[23] Vgl. Borkowsky, A. (2022): Menschen über 80, eine in unserer Gesellschaft vernachlässigte Gruppe!? Eine Umfrage der VASOS. Bern: VASOS / FARES: 53.

[24] Vgl. Schwartz, E./Litwin, H. (2017) Are newly added and lost confidants in later life related to subsequent mental health: 2047–2057.

Ärzten in Kauf nehmen. Schließlich soll in der abschließenden Diskussion auch danach gefragt werden, wie sich ein so identifiziertes advokatorisches Handeln Pflegender theoretisch einordnen lässt. Mit dem Projekt soll eine bestehende wissenschaftliche Forschungslücke in Deutschland geschlossen werden.[25]

2.4 Zentrale Begriffe

Im Folgenden werden zentrale Begriffe erläutert, die für die vorliegende Studie grundlegend sind. Die Auswahl der Begriffe ist durch die Themenstellung der Untersuchung sowie die damit zusammenhängenden Kontexte bestimmt. Dazu zählen eine Klärung dessen, was (1) unter advokatorischem Handeln, (2) unter professioneller Pflege und (3) unter Wohlbefinden zu verstehen ist.

2.4.1 Anwalt und advokatorisches Handeln

Ein Anwalt bezeichnet laut dem deutschen Universalwörterbuch DUDEN zum einen den klassischen Beruf des Rechtsanwalts/der Rechtsanwältin. Zu dessen typischen Aufgaben gehören beispielsweise die Ausarbeitung und Verhandlung von Geschäftsvereinbarungen und Verträgen, die Verhandlung von außergerichtlichen Vergleichen in Prozessen oder die Vertretung so genannter Mandanten während einer Gerichtsverhandlung. Zum anderen können auch die Verfechter einer Sache, Berater, Fürsprecher, Helfer, Ratgeber, Sprecher, Vermittler oder Unterhändler als Anwalt bezeichnet werden.[26] Nach einem solchen Verständnis tritt ein Anwalt in einer guten Sache auf. Eine andere Bezeichnung, advocatus, stammt aus dem Lateinischen und meint den Rechtsbeistand bei Gericht, den Rechtsanwalt, den Vertreter[27] oder auch den Herbeigerufenen oder Sachverständigen.[28] Im Alt-Griechischen findet sich das Wort παράκλητος zur neutestamentlichen Bezeichnung eines zur Unterstützung Herbeigerufenen, einen als Beistand Zugezogenen.[29] An wenigen Stellen in der vor- und außerchristlichen Literatur findet sich die Bezeichnung in einem wesentlich allgemeineren Sinn: der zugunsten eines Anderen Auftretende, der Mittler, der Fürsprecher, der

[25] Sie dazu ausführlicher Kapitel 3 Forschungsstand.

[26] Vgl. Peltzer, K./v.Normann, R. ([27]2004): Art. Anwalt: 52.

[27] Vgl. Langenscheidt-Redaktion (Hg) (2008): Art. advocatus: 43.

[28] Vgl. Georges, K.E. ([5]1861): Art. advocatus: 120.

[29] Vgl. Bauer, W. ([5]1971): Art. Παράκλητος: 1226.

Helfer.[30] Diese Differenzierungen werfen zudem die Frage auf, ob es bei einem solchen Handeln um ein freiwilliges also optionales Tun geht, oder ob advokatorisches Handeln im engeren Sinn eine Handlungsweise darstellt, die dem professionellen Pflegehandeln zu zurechnen ist. Bei einem advokatorischen Engagement können sowohl freiwillige als auch verpflichtenden Anlässe ausgemacht werden. In der vorliegenden Studie wird von advokatorischem Pflegehandeln gesprochen, da diese Terminologie in der Medizin und Pflege international im Blick auf den Forschungsgegenstand gebraucht wird (engl. advocacy). Auf diese Weise soll eine Anschlussfähigkeit zu und Vergleichbarkeit mit englischsprachigen Studien hergestellt werden. Der damit korrespondierende deutsche Begriff wäre ‚anwaltschaftlich‘ oder ‚anwaltlich‘ und kommt in den Interviews zum Einsatz.

2.4.2 Professionelle Pflege

Professionelle Pflege befasst sich laut § 4 des Pflegeberufegesetzes (PflBG) vom 17. Juli 2017 vornehmlich mit der Erhebung und Feststellung des individuellen Pflegebedarfs; der Organisation, Gestaltung und Steuerung des Pflegeprozesses sowie der Analyse, Evaluation, Sicherung und Entwicklung der Qualität der Pflege.[31] Hinzu treten weitere Aspekte, die in § 5 PflGB als so genannte Ausbildungsziele hinterlegt sind: (1) die Durchführung der Pflege und Dokumentation der angewendeten Maßnahmen; (2) die Bedarfserhebung und Durchführung präventiver und gesundheitsfördernder Maßnahmen; (3) die Beratung, Anleitung und Unterstützung von zu pflegenden Menschen bei der individuellen Auseinandersetzung mit Gesundheit und Krankheit sowie bei der Erhaltung und Stärkung der eigenständigen Lebensführung und Alltagskompetenz unter Einbeziehung ihrer sozialen Bezugspersonen; (4) die Erhaltung, Wiederherstellung, Förderung, Aktivierung und Stabilisierung individueller Fähigkeiten der zu pflegenden Menschen insbesondere im Rahmen von Rehabilitationskonzepten sowie die Pflege und Betreuung bei Einschränkungen der kognitiven Fähigkeiten; (5) die Einleitung lebenserhaltender Sofortmaßnahmen bis zum Eintreffen der Ärztin oder des Arztes sowie die Durchführung von Maßnahmen in Krisen- und Katastrophensituationen; (6) die Anleitung, Beratung und Unterstützung von anderen Berufsgruppen und Ehrenamtlichen in den jeweiligen

---

[30] Vgl. Bauer, W. ([5]1971): Art. Παράκλητος: 1226.

[31] Vgl. Pflegeberufegesetz vom 17. Juli 2017 (BGBl. I S. 2581), das zuletzt durch Artikel 2a des Gesetzes vom 12. Dezember 2023 (BGBl. 2023 I Nr. 359) geändert worden ist.

Pflegekontexten sowie eine Mitwirkung an der praktischen Ausbildung von Angehörigen von Gesundheitsberufen; (7) die ärztlicherseits angeordneten Maßnahmen eigenständig durchzuführen, insbesondere Maßnahmen der medizinischen Diagnostik, Therapie oder Rehabilitation und schließlich (8) interdisziplinär mit anderen Berufsgruppen fachlich zu kommunizieren, mit ihnen effektiv zusammenzuarbeiten und dabei individuelle, multidisziplinäre und berufsübergreifende Lösungen bei Krankheitsbefunden und Pflegebedürftigkeit zu entwickeln sowie teamorientiert zu realisieren.[32]

2.4.3 Wohlbefinden

Insofern advokatorisches Handeln professioneller Pflegefachpersonen das Wohlbefinden von Patienten und Angehörigen erhalten oder fördern will, tragen dazu Aktivitäten bei, die sich unter die drei Konzepte Lebensqualität, Spiritualität und Coping subsummieren lassen. Diese sind eng miteinander verknüpft und beeinflussen sich wechselseitig.

a) Lebensqualität

Die Rede von der Lebensqualität meint ein Konzept, das sich auf das allgemeine Wohlbefinden und die Zufriedenheit einer Person mit ihrem Leben bezieht. Bei diesem multidimensionalen Konzept geht es darum, ein erfülltes und zufriedenes Leben zu führen. Dazu leisten materielle und immaterielle sowie objektive und subjektive Faktoren einen Beitrag.[33] Bislang gibt es zwar noch keine allgemein anerkannte Definition von Lebensqualität, doch häufig wird in diesem Zusammenhang auf Ausführungen der Weltgesundheitsorganisation (WHO) rekurriert. Die WHO legte im Jahr 1997 ein Instrument zur Einschätzung der erfahrenen Lebensqualität von Personen vor (WHOQOL-100). Die sechs übergeordneten Domänen zur Bestimmung der Lebensqualität sind nach der WHO-Definition: (1) die körperliche Dimension; (2) die psychische Dimension; (3) der Grad individueller Eigenständigkeit; (4) die sozialen Beziehungen; (5) die Umgebungsfaktoren sowie (6) die Spiritualität, Religion und persönliche Überzeugungen.[34]

[32] Vgl. Pflegeberufegesetz vom 17. Juli 2017 (BGBl. I S. 2581), das zuletzt durch Artikel 2a des Gesetzes vom 12. Dezember 2023 (BGBl. 2023 I Nr. 359) geändert worden ist.

[33] Vgl. Wasner, M. (2021): Art. Lebensqualität: 202–204.

[34] Vgl. World Health Organization (1998): WHOQOL User Manual.

Gemäß dieser WHO-Definition stellt Spiritualität eine wichtige Dimension erfahrener Lebensqualität dar. Zudem kann ein hohes Ausmaß an Lebensqualität die Fähigkeit zum Coping unterstützen.

b) Spiritualität

In einer Übersichtsarbeit, die den Zeitraum von 1976 bis 2016 umfasst, „konnte in den meisten Arbeiten ein positiver Zusammenhang zwischen Spiritualität und Lebensqualität festgestellt werden."[35] Da jedoch verschiedene Definitionen von Spiritualität und deren Operationalisierungen vorliegen, sind dem Konstrukt auch Unschärfen inhärent.[36] Während einige Spiritualität innerhalb einer Religion verorten, wird sie von anderen als die der Religion übergeordnete Kategorie gefasst.[37] „Die Spiritualität wird (.) als das ‚umfassendere' und ‚offenere' Konzept verstanden, während Religiosität als ‚institutionell exklusiv' und ‚einengend' abgelehnt wird."[38] Etymologisch oder inhaltlich rekurriert der Spiritualitätsbegriff auf den vorbiblischen, westsemitischen Raum als Entsprechung zur hebräischen ‚ruah' (= Wind, Geist, Atem).[39] ‚Ruah' in ihrer Bedeutung als ‚Wind' bezeichnet etwas, das in Bewegung ist und über eine Kraft verfügt, anderes in Bewegung zu setzen.[40] In dieser Wirkung wird eine (geheimnisvolle) Kraft unbekannten Ursprungs erfahrbar, die erst später in der Bibel ursächlich Gott zugeschrieben und damit theistisch aufgeladen wird.[41] Das bedeutet in der Folge, dass unter dem Spiritualitätsbegriff auch solche Aspekte verortet werden können, die in irgendeiner Weise individuellen Kraftzuwachs oder Sinnorientierung in Aussicht stellen – auch ohne Bezug zu einer transzendenten Macht oder einem personalen Gott. Spiritualität wird dann mit existentiellen Phänomenen wie innerer Friede, Harmonie, Sicherheit, Lebenssinn, Hoffnung, Liebe, Schuld, Verbundenheit, Getragensein, Mitgefühl oder Selbsttranszendenz in Verbindung gebracht.

---

[35] Wasner, M. (2021): Stichwort Lebensqualität: 203.

[36] Vgl. Büssing, A. (2017): Messung spezifischer Aspekte der Spiritualität/Religiosität: 138.

[37] Vgl. zu dieser Diskussion u.a.: Bucher, A. (2007), Psychologie der Spiritualität: 55f; Grom, B. (2009): Spiritualität – die Karriere eines Begriffs: 12/17; Klein, C. (2011): Religion/Religiosität als grundlegendere Begriffe: 35–45; Knoll, F. (2020): Mensch bleiben: 323–333; Koenig, H. et al. ([3]2024): Handbook of religion and health: 3–14; Büssing, A. (2024): Spiritual Care and Existential Care: Zwei unterschiedliche Konzepte oder doch alles ähnlich?: 81–91.

[38] Büssing, A. (2017): Messung spezifischer Aspekte der Spiritualität/Religiosität: 140.

[39] Vgl. Albertz, R./Westermann, C. (2004): Art. Geist: 726.

[40] Vgl. Albertz, R./Westermann, C. (2004): Art. Geist: 726–732.

[41] Vgl. Albertz, R./Westermann, C. (2004): Art. Geist: 726–732.

„Mittlerweile wird der Dimension ‚Spiritualität' auch in der gesundheitspsychologischen Forschung zunehmend Aufmerksamkeit geschenkt und es werden Versuche unternommen, sie als zusätzliche oder sogar eigenständige Dimension der Lebensqualität zu operationalisieren."[42] Daher kommt es auch nicht von ungefähr, dass in den unterschiedlichen Professionen des Gesundheitswesens eine wachsende Sensibilität für die spirituelle Dimension des Menschseins zu beobachten ist, deren Beitrag in einem konstruktiven Umgang mit dem jeweiligen Spiritualitätserleben bestehen kann, die Differenzerfahrung produktiv zu gestalten.[43] Genauer konkretisiert es Büssing: „So vieles, was zwischen den Worten mitklingt, und so vieles, was (noch) nicht gesagt werden kann. In Resonanz gehen mit all dem, was auf dem Herzen liegt. (...) Keine leichtfertigen Antworten geben. Vertrauen schaffen und helfen, die sich öffnende Tür weiter aufzustoßen. (...) Da sein, die Hände halten und den Weg begleiten – auch wenn es schwer wird."[44]

c) Coping

„Coping refers to thoughts and behaviors that help to deal with difficult life situations. The utilized strategies are often either emotion or problem oriented, while avoidance oriented strategies have no approach of change. All attempts to understand and deal with the underlying stressors in the context of what is perceived as Sacred, can be regarded as religious or spiritual coping."[45] Was den Betroffenen also konkret dabei hilft, mit belastenden Erfahrungen umzugehen, kann so verschieden sein, wie auch Belastungen individuell unterschiedlich bewertet werden. Seine Ursprünge hat der Begriff des Coping (vom englischen Verb ‚to cope' = bewältigen, verkraften, fertig werden) in der Stressforschung und wurde von dem US-amerikanischen Psychologen Richard S. Lazarus geprägt.[46] Idealtypisch lassen sich zwei Arten von Copingstrategien ausmachen: (1) Eine problemorientierte und (2) eine emotionsorientierte Verarbeitung.[47] Die problembezogene Bewältigung sucht das bestehende Problem auszuräumen und dadurch die vorhandenen inneren Belastungen zu überwinden. Demgegenüber zielt eine emotionsorientierte Bearbeitung auf eine Abmilderung bestehender affektiver

---

[42] Büssing, A. (2017): Messung spezifischer Aspekte der Spiritualität/Religiosität: 145.

[43] Vgl. Roser, T. (^{2}2017): Spiritual Care: 399.

[44] Büssing, A. (2022): Was Spiritual Care ausmacht: 202.

[45] Büssing, A. (^{2}2025): Measures of different aspects of Spirituality with relevance for Spiritual Care processes: 62.

[46] Vgl. Lazarus, R./Folkman, S. (1984): Stress, appraisal, and coping.

[47] Vgl. Lazarus, R./Folkman, S. (1984): Stress, appraisal, and coping: 150ff.

Belastungsmomente (u. a. durch die Förderung von Hoffnung und Lebensmut oder durch eine distanzierende Ausblendung des Stressors).[48] Schließlich findet in einer dritten Phase des Stressbewältigungsprozesses eine erneute Bewertung statt, d. h. der Erfolg einer eingesetzten Bewältigungsstrategie und das Gefährdungspotential der Situation werden neu eingeschätzt.[49] Damit beginnt der Regelkreis von neuem, bis eine Situation nicht mehr als bedrohlich und stressauslösend erlebt wird. Später arbeitet Folkman in weiteren Untersuchungen das Moment der Neubewertung in der dritten Phase des transaktionalen Stressmodells umfassender heraus. Ein noch bestehender negativer Lebensumstand erhält eine positive Sinnzuschreibung und/oder wird als Herausforderung begriffen.[50] Unrealistische Ziele werden vom einzelnen aufgegeben und neu formuliert. Der Mensch versteht, was passiert und entdeckt darin auch Positives: Einen Zuwachs an Weisheit und Glauben; verbesserte soziale Beziehungen; innere Stärke; ein höheres Selbstwertbewusstsein oder ein stärkeres Selbstwertgefühl.[51] Auf diese Weise erwachsen aus stressbeladenen Situationen positive, bedeutungsvolle Alltags- und/oder personale Transformationserfahrungen, die nicht nur einen besseren Umgang mit dem Stressor ermöglichen, sondern auch zu einer Stressunterbrechung beitragen, die zu weiteren Bewältigungsanstrengungen motivieren.[52] Insgesamt wird dabei deutlich: Betroffene sind Stressoren nicht passiv ausgeliefert, sondern sind über die Einschätzung der Anforderungssituation und über das Coping auch mitgestaltende Akteure im Stressprozess. Abschließend lässt sich festhalten, dass Interventionen alle gezielten Handlungen umfassen, „die dem Betroffenen bei der Bewältigung seiner psychosozialen Krise helfen, seine innere Anspannung verringern und ihn dabei unterstützen, seine Probleme und Aufgaben zu meistern. Dazu zählen emotionale Unterstützung und Gespräche sowie praktische und materielle Hilfestellungen aller Art.“[53]

---

[48] Vgl. Lazarus, R./Folkman, S. (1984): Stress, appraisal, and coping: 150f; vgl. Lazarus, R. (1993): Coping theory and research: 238; vgl. Folkman, S. (1997): Positive psychological states and coping with severe stress: 1209–1212.

[49] Vgl. Lazarus, R./Folkman, S. (1984): Stress, appraisal, and coping: 150ff.

[50] Vgl. Folkman, S. (1997): Positive psychological states and coping with severe stress: 1212f; vgl. Dies./Greer, S. (2000): Promoting psychological well-being in the face of serious illness: 12f.

[51] Vgl. Dies./Greer, S. (2000): Promoting psychological well-being in the face of serious illness: 13f.

[52] Vgl. Folkman, S. (1997): Positive psychological states and coping with severe stress: 1215ff; vgl. Dies./Greer, S. (2000): Promoting psychological well-being in the face of serious illness: 12f.

[53] Hausmann, C. (2016): Interventionen der Notfallpsychologie: 29.

2.5 Struktur der Arbeit

Die vorliegende Untersuchung möchte das Phänomen advokatorischen Handelns durch professionelle Pflegefachpersonen explorieren. Die in Kapitel 2 herausgearbeiteten Argumente für einen advokatorischen Einsatz Pflegender für Pflegebedürftige und/oder deren Angehörige sind im Rahmen dieser Studie zu validieren. Nachdem das Erkenntnisinteresse der vorliegenden Studie, die Fragestellungen und essentielle terminologische Klärungen vorgenommen wurden, analysiert Kapitel 3 den Forschungsstand, begründet die Methodenwahl und beschreibt das methodische Vorgehen. Auf die Begründung eines qualitativen Verfahrens folgen Erläuterungen zum eingesetzten Instrument leitfadengestützter Expert:inneninterviews, zur Auswahl der Forschungsteilnehmenden sowie zum Feldzugang. Im weiteren Verlauf werden Gütekriterien qualitativer Forschung erörtert und deren Verbindungslinien zur vorliegenden Studie aufgezeigt. Daran schließen sich Angaben zur Datenerhebung, zur Transkription und zur Datenauswertung an. Kritische Überlegungen zum methodischen Vorgehen und einige forschungsethische Reflexionen runden diesen Teil der Arbeit ab. In Kapitel 4 werden das Sampling der Studie, der Prozess der Kategorienbildung sowie das finale Kategoriensystem zur Interviewanalyse beschrieben. Kapitel 5 stellt die Ergebnisse aus den analysierten Interviews im Blick auf die literaturgestützten Annahmen und die gewonnenen induktiven Erkenntnisse dar. Am Ende dieses Kapitels werden die gewonnenen Einsichten in einer Definition und Theorie advokatorischen Pflegehandelns samt graphischer Darstellung zusammengeführt. Schließlich diskutiert Kapitel 6 die Ergebnisse zum advokatorischen Handeln Pflegender unter Einbezug theoretischer Bezugspunkte aus der Pflegewissenschaft, Ethik und Medizin und bedenkt Implikationen für die Praxis. Aussagen zu Limitationen dieser Studie sowie zum weiteren Forschungsbedarf runden die Arbeit ab.

3 Forschungsstand, Methodik und methodisches Vorgehen

Im Folgenden Kapitel wird der Blick auf den Forschungsstand zum advokatorischen Handeln Pflegender in den USA und Deutschland geworfen. Daran schließen sich Ausführungen zur Methodik und zum methodischen Vorgehen an. Auf die Begründung eines qualitativen Verfahrens folgen Erläuterungen zum eingesetzten Instrument leitfadengestützter Expert:inneninterviews, zur Auswahl der Forschungsteilnehmenden sowie zum Feldzugang. Des Weiteren werden Gütekriterien qualitativer Forschung erörtert und deren Verbindungslinien zur vorliegenden Studie nachgezeichnet. Daran schließen sich Ausführungen zur Datenerhebung, zur Transkription und zur Datenauswertung an. Kritische Überlegungen zum methodischen Vorgehen sowie forschungsethische Reflexionen runden das Kapitel ab.

3.1 Blick auf den Forschungsstand

Im Vorfeld der vorliegenden empirischen Untersuchung wird ein Blick auf den Forschungsstand geworfen, um einen bestehenden Forschungsbedarf auszuweisen. Die Konzentration der Literaturauswahl auf zwei Kulturkreise – hier die USA und Deutschland – ist dabei dem möglichen Erkenntnistransfer geschuldet. Darüber hinaus fokussiert sich die Auswahl der Texte auf das Setting Akutkrankenhaus. Schließlich fällt die Entscheidung zur Sichtung US-amerikanischer

---

Ergänzende Information Die elektronische Version dieses Kapitels enthält Zusatzmaterial, auf das über folgenden Link zugegriffen werden kann https://doi.org/10.1007/978-3-658-52255-1_3.

F. Knoll, *Dem Menschen eine Stimme geben*,
https://doi.org/10.1007/978-3-658-52255-1_3

Veröffentlichungen nicht zuletzt aus dem Grund, dass advokatorisches Handeln durch Pflegefachpersonen dort seit den 1970er Jahren bezeugt ist.

3.1.1 US-amerikanische Literatur

a) Pflegelehrbücher

Eine explorative thematische Durchsicht anerkannter US-amerikanischer Lehrbücher während eines vorbereitenden Forschungsaufenthaltes an der Georgetown University (2017) ergab, dass im Jahr 1976 in der Veröffentlichung ‚Fundamentals of nursing' von Malinda Murray erstmalig in einem Lehrbuch für die grundständige Pflegeausbildung advokatorisches Handeln seitens der professionell Pflegenden thematisiert wird.[1] Demnach steht im Zentrum advokatorischen Pflegehandelns das Wohl des Patienten. Die Pflegekraft hat die Aufgabe, die Rechte und Möglichkeiten der Patienten zu interpretieren, zu erklären, zu verteidigen und zu schützen. Insbesondere übernimmt die Pflegekraft die Vertretung von Patienten, die aus verschiedenen Gründen sich selbst nicht angemessen vertreten können (z. B. medizinische Unkenntnis, Kommunikationsunfähigkeit, psychische Erkrankungen oder Schmerzen). Dazu fungiert die Pflegekraft als Vermittlerin zwischen Patienten und medizinischem Dienst. Insgesamt wird die Pflegekraft dadurch zu einer zentralen Schlüsselfigur zur Förderung eines ganzheitlichen, patientenzentrierten Gesundheitsansatzes.

An anderer Stelle spezifiziert Murray die Rolle der Pflegekraft im Blick auf die Wahrung von Patientenrechten in dem Sinn, dass sie den Patienten darüber informiert, was er von den behandelnden Personen erwarten kann, und sie versucht, das System dort zu verändern, wo Ungerechtigkeiten bestehen.[2]

Gleichwohl konstatieren wenige Jahre später Diekelmann et al. in ihrem Pflegelehrbuch immer noch, dass neuere Rollenanteile der Pflegekraft wie jene advokatorischen Handelns in der öffentlichen Wahrnehmung weitgehend unbeachtet blieben.[3] Trotz dieses Befunds – oder gerade deswegen – benennen Diekelmann et al. nicht nur verschiedene Formen advokatorischen Handelns, sondern arbeiten insbesondere dessen interpersonale Dimensionen und unterstützende Wirkungen heraus.[4] Unterstützung entsteht vor allem dadurch, dass Patienten als Individuen akzeptiert und ihre Rechte durch die Pflegekraft als Fürsprecherin

[1] Vgl. zum Folgenden: Murray, M. (1976): Fundamentals of Nursing: 27–28.

[2] Vgl. Murray, M. (1976): Fundamentals of Nursing: 251.

[3] Vgl. Diekelmann, N. et al. (Hg) (1980): Fundamentals of Nursing: 10.

[4] Vgl. Diekelmann, N. et al. (Hg) (1980): Fundamentals of Nursing: 81–82.

geschützt werden. Die Pflegekraft bietet eine individuell angepasste Pflege, die Patienten selbst nicht leisten können, und vermittelt durch eine fundierte Aufklärung wichtige Informationen, damit Patienten ihre Gesundheitssituation verstehen und für sie angemessene Entscheidungen treffen können. Die Präsenz der Pflegekraft vermittelt den Patienten Sicherheit und das Gefühl, nicht allein zu sein. Eine wichtige Voraussetzung zu einer solcher Art wirkungsvollen Unterstützung ist der Aufbau und der Erhalt einer therapeutischen Beziehung, die wesentlich von den Haltungen und der Kommunikationsfähigkeit der Pflegekraft abhängt. Deshalb sollten Pflegekräfte ihre kommunikativen Fähigkeiten im Laufe ihrer beruflichen Tätigkeit ständig weiterentwickeln und ihren persönlichen Stil finden, um effektiv mit den Patienten kommunizieren zu können. Schließlich unterstreichen Diekelmann et al. die Bedeutung von Empathie, individueller Fürsorge, Informationsvermittlung und guter Kommunikation als Kernelemente einer unterstützenden Pflege.

Etliche Jahre später zeigt sich eine Thematisierung der advokatorischen Rolle Pflegender in bereits acht US-amerikanischen Pflegelehrbüchern (2014 bis 2017):

Erscheinungsjahr und Autor:en	Titel	Seite
^{10}2016 Berman, A. et al. (ed)	Kozier & Erb's Fundamentals of Nursing	83–84
^{2}2015 Burton, M./Ludwig, L. (ed)	Fundamentals of Nursing Care	33
^{8}2017 Craven, R. et al. (ed)	Fundamentals of Nursing	89–90
^{5}2014 Hamric, A. et al. (ed)	Advanced Practice Nursing	469
^{9}2017 Potter, P. et al. (ed)	Fundamentals of Nursing	293
^{8}2014 Taylor, C. et al. (ed)	Fundamentals of Nursing	105–108
^{3}2016 Wilkinson, J.	Fundamentals of Nursing: Volume 1	1160–1161
^{3}2016 Wilkinson, J.	Fundamentals of Nursing: Volume 2	899
2016 Yoost, B./Crawford, L.	Fundamentals of Nursing	46.145

Advokatorisches Handeln von Pflegekräften wird in den genannten Lehrbüchern als essenzielle Aufgabe der Pflegeprofession ausgewiesen.[5] Yoost/Crawford (2016) betonen die ethische Verpflichtung der Pflegekraft, sich für die Rechte aller Patienten einzusetzen, auch für jene, die sich nicht selbst äußern können oder mit denen sie philosophisch nicht übereinstimmt. Pflegekräfte müssen dazu oft verschiedene Mitglieder des therapeutischen Teams kontaktieren und gut vernetzt sein, um auf die Bedürfnisse der Patienten möglichst umfassend einzugehen.[6]

Burton/Ludwig (^{2}2015) machen dabei die pflegerische Empathiefähigkeit als unverzichtbare Voraussetzung für die Praxis advokatorischen Pflegehandelns aus.[7]

Am häufigsten werden in den analysierten Pflegelehrbüchern folgende Elemente genannt, die advokatorisches Handeln seitens professionell Pflegender kennzeichnen:

- Maßnahmen, die Patienten dabei helfen, Dienstleistungen, Rechte und Leistungen zu erhalten, die sie sonst nicht erhalten würden, und ihr Wohlbefinden zu fördern (n = 6);
- Handeln im Namen/im besten Interesse von Patienten, wenn diese dazu nicht (mehr) in der Lage sind (n = 6);
- Engagement für soziale Gerechtigkeit und Änderung von Richtlinien und Verfahren, wenn ein systemisches Problem vorliegt (n = 2);
- Maßnahmen zur Verbesserung der Patientenversorgung (n = 2).

Im Blick auf Voraussetzungen für und hilfreiche Strategien zum advokatorischen Handeln durch Pflegekräfte zeigen sich folgende Resultate:

- Schutz von Patientenrechten / Sicherstellung einer informierten Zustimmung / Bereitstellung genauer (auch medizinischer) Informationen (n = 9);
- Fundiertes Wissen / Ausbildung / Kenntnis der Fakten (n = 6);
- Die Fähigkeit, die Anliegen der Patienten zu vertreten / Kommunikationsfähigkeiten (n = 6);
- Zusammenarbeit mit / Vermittlung an andere Berufsgruppen (n = 6);
- Kenntnis der Werte, Anliegen, Fragen, Wünsche und Bedürfnisse der Patienten (n = 6);
- Information von Patienten über deren Rechte (n = 6).

[5] Vgl. dazu exemplarisch: Yoost, B/Crawford, L. (2016): Fundamentals of Nursing: 145.

[6] Vgl. Yoost, B/Crawford, L. (2016): Fundamentals of Nursing: 145.

[7] Vgl. Burton, M./Ludwig, L. (ed) (^{2}2015): Fundamentals of Nursing Care: 33.

b) US-amerikanische Forschungsartikel

Neben den Erkenntnissen zum advokatorischen Handeln aus den Pflegelehrbüchern gibt es zahlreiche Veröffentlichungen in Form von Aufsätzen zur Präsentation von Übersichtsarbeiten und empirischen Untersuchungen.[8]

(1) Übersichtsarbeiten

Eine Übersichtsarbeitsarbeit von Mallik/Rafferty (2000) zeigt, dass advokatorisches Handeln bereits seit dem Jahr 1976 Gegenstand pflegewissenschaftlicher Reflexionen ist.[9] Eine systematische Literaturanalyse von MacDonald (2007) für den Zeitraum 1993–2005 kommt zu dem Ergebnis, dass advokatorisches Handeln in der Pflegepraxis allgemein als eine moralische Verpflichtung anzusehen sei.[10] Insbesondere spielt vor jeder Intervention die Begegnungsqualität zwischen den beteiligten Akteuren eine maßgebliche Rolle, denn dieser Faktor beeinflusst in besonderer Weise die Identifikation, die gewählten Methoden und das Ausmaß einer Interessenvertretung der Anvertrauten durch die Pflegekräfte.[11] Zugleich sind weitere Forschungen über das Wesen advokatorischen Handelns in der Pflege in verschiedenen Kontexten und Kulturen angezeigt.[12]

(2) Scoping-Review

Zur Identifikation advokatorischer Interventionen seitens professionell Pflegender wird über die bereits genannten Pflegelehrbücher hinaus ein Blick auf Beiträge empirischer Untersuchungen geworfen, um additiv zu den Lehrbüchern zu stärker evidenzbasierten Aussagen über advokatorische Pflegestrategien zu gelangen. Diese Ergebnisse sollen zugleich Hintergrundwissen für die eigene Untersuchung in Deutschland bereitstellen. Zu diesem Zweck wurde die Methode

---

[8] Die Analyse der Forschungsartikel fand ebenfalls zur Vorbereitung der vorliegenden qualitativen Erhebung im Zuge eines Forschungsaufenthaltes an der Georgetown University in Washington DC im Jahr 2017 statt.

[9] Vgl. Mallik, M./Rafferty, A.M. (2000): Diffusion of the Concept of Patient Advocacy: 399–404.

[10] Vgl. MacDonald, H. (2007): Relational ethics and advocacy in nursing: literature review: 119–126.

[11] Vgl. MacDonald, H. (2007): Relational ethics and advocacy in nursing: literature review: 124.

[12] Vgl. MacDonald, H. (2007): Relational ethics and advocacy in nursing: literature review: 125.

eines Scoping-Reviews gewählt.[13] Im Gegensatz zu einer systematischen Literaturrecherche, die versucht, eine spezifische Forschungsfrage durch strenge Bewertung und Synthese von Referenzen zu beantworten, wirft ein Scoping-Review ein breiteres Netz. Anders als systematische Reviews, die oft sehr spezifische Fragestellungen und Effektivität von Interventionen untersuchen, ist ein Scoping-Review eher explorativ und beantwortet die breitere Frage danach, welche Evidenz es zu diesem Thema bereits gibt. Mit dessen Hilfe soll das Konzept advokatorischen Handelns weiter geklärt und mögliche Interventionen identifiziert werden. Zur Recherche wurde die bibliographische Literaturdatenbank ‚PubMed' genutzt. Um Aufschluss über den Stand der Forschungsliteratur zum Zeitpunkt der Vorbereitung dieser Studie zu erhalten, wurde zur Analyse ein Zeitraum zwischen 01.01.2013 und dem 31.12.2017 mit den Suchbegriffen (patient advocacy [majr] AND nursing [majr])' und (patient advocacy [tiab] AND nursing [tiab]) festgelegt. Als Ergebnis wurden 113 Artikel angezeigt, wovon nach einem ersten Screening 80 Beiträge aufgrund eines Mangels an der Erfüllung spezifischer Kriterien (wie z. B. Setting, Kontext USA, empirische Studie) ausgeschlossen werden konnten. Für die verbleibenden 33 Artikel wurde eine Volltextanalyse auf eine Eignung durchgeführt, nach deren Abschluss schließlich noch 9 Studien als Sampling zur Auswertung verblieben.[14] Wie in den bereits genannten Pflegelehrbüchern können in den analysierten Studien folgende Elemente ausgemacht werden, die das Konstrukt advokatorischen Handelns seitens professionell Pflegender kennzeichnen:

---

[13] Die bibliographischen Angaben der analysierten Forschungsbeiträge finden sich in einer Übersicht in der Anlage dieser Arbeit.

[14] Folgende Studien bildeten das Sampling für das Scoping-Review: Gazarian, P. et al. (2016): Effectiveness of narrative pedagogy in devloping student nurses' advocacy role. In: Nurs Ethics 2: 132–141; George, N. et al. (2016): Shared decision making to support the provision of palliative and end-of-life care in the Emergency Department: a consensus und research agenda. In: Acad Emerg Med 12: 1394–1402; Helaan-Fancher, L. (2016): Patient Advocacy in an Obstetric Setting. In: Nurs Sci Q 4: 316–327; Jansson, B. et al. (2014): Validation of the Patient Advocacy Engagement Scale for Health Professionals. In: Res Nurse Health 2: 162–172; Jansson, B. et al. (2016): Predicting Levels of Policy Advocacy Engagement Among Acute-Care Health Professionals. In: Policy Polit Nurs Pract 1: 43–55; McCarter, S. et al. (2016): Barriers and Promoters to Participation in the Era of Shared Treatment Decision-Making. In: West Nurs J Res 10: 12082–1297; Morrison, K./ Korol, S. (2014): Nurses' perceived and actual caregiving roles: identifying factors that can contribute to job satisfaction. In: J Clin Nurs 23–24: 3468–3477; Nedjat-Haiem, F. et al. (2013): Advocacy at the end of life: meeting the needs of vulnerable Latino patients. In: Soc Work Health Care 6: 558–577; Robinson, R./Stinson, C.K. (2016): Moral Distress: A Qualitative Study of Emergency Nurses. In: Dimens Crit Care Nurse 4: 235–240.

- Maßnahmen, die Patienten dabei helfen, Dienstleistungen, Rechte und Leistungen zu erhalten, die sie sonst nicht erhalten würden, und ihr Wohlbefinden zu fördern (n = 7);
- Handeln im Namen/im besten Interesse von Patienten, wenn diese dazu nicht (mehr) in der Lage sind (n = 4);
- Engagement für soziale Gerechtigkeit und Änderung von Richtlinien und Verfahren, wenn ein systemisches Problem vorliegt (n = 3).

Dabei operieren zwei der analysierten empirischen Studien mit keinerlei Definition oder Konzept advokatorischen Handelns. Im Blick auf Voraussetzungen für und hilfreicher Strategien zum advokatorischen Handeln durch Pflegekräfte zeigen sich folgende Resultate:

- Fundiertes Wissen / Ausbildung / Kenntnis der Fakten (n = 7);
- Schutz von Patientenrechte / Sicherstellung einer informierten Zustimmung / Bereitstellung genauer (auch medizinischer) Informationen (n = 6);
- Die Fähigkeit, die Anliegen der Patienten zu vertreten / Kommunikationsfähigkeiten (n = 6);
- Zusammenarbeit mit / Vermittlung an andere Berufsgruppen (n = 6);
- Schaffung eines Umfelds des Vertrauens / gutes Team- und Organisationsklima (n = 5);
- Einflussnahme auf resp. Änderung von Richtlinien / Fähigkeit zur politischen Interessenvertretung (n = 4).

Als Ergebnis des Scoping-Reviews findet sich auch hier eine hohe Schnittmenge zu den Erkenntnissen aus den analysierten Pflegelehrbüchern, wobei die Studien die Schaffung einer vertrauensvollen Atmosphäre, eine gelingende Zusammenarbeit im Team und ein gutes Betriebsklima als hilfreiche Faktoren ausweisen und die Mitgestaltung von Richtlinien ebenfalls dem advokatorischen Pflegehandeln zurechnen.

(3) Ertrag

Insgesamt zeigen sich sowohl in den analysierten Passagen der Pflegelehrbücher als auch in den Ergebnissen des Scoping-Reviews: Es gibt keine oder zumindest keine einheitliche Definition advokatorischen Handelns in der Pflege. Einige Studien belegen darüber hinaus eine Diskrepanz zwischen der vorgeschlagenen idealen Rolle der Pflegekraft als Fürsprecher des Patienten und der tatsächlichen Praxis, die sie ausüben. Daneben gibt es Pflegende, die im Umgang mit schutzbedürftigen Menschen viele Faktoren berücksichtigen, die eine patientenzentrierte

Pflege ausmachen, und ihnen ist bewusst, wie sie sich für die Anliegen der anvertrauten Menschen einsetzen können – auch unter Einbindung der jeweiligen personenbezogenen Ressourcen ihrer Adressaten (z. B. spirituelle Bedürfnisse). Die Studienergebnisse zeigen jedoch auch, dass es Pflegende gibt, die im Vorfeld eines advokatorischen Handelns mögliche Stressrisiken abwägen (z. B. Konflikte mit anderen Gesundheitsprofessionen, der Institution Krankenhaus oder Moral-Distress). Prinzipiell werden als förderliche Momente eines advokatorischen Handelns die eigene Arbeitsmotivation, kollegiale Unterstützung sowie ein gutes Betriebsklima ausgemacht. Die Ergebnisse unterstreichen den Beitrag der Ausbildung, um zu einer reflektierten, engagierten, selbstbewussten und belastbaren Pflegekraft heranzureifen. Sie soll über gute Kommunikationsfähigkeiten verfügen, um die Bedürfnisse der Patienten eruieren, heikle Themen erörtern, im Namen der Patienten handeln, die Anliegen von Patienten stellvertretend äußern und sich für politische Belange einsetzen zu können. Dadurch wird insgesamt ein höheres Maß an Zufriedenheit mit der Arbeit erfahren.

3.1.2 Deutschsprachige Literatur

Gegenüber der US-amerikanischen Literatur zeigt sich der deutschsprachige Befund ernüchternd. Eine Suchanfrage mit den Stichworten (1) Pflege, (2) Anwalt und (3) Handeln sowohl über das Suchportal ‚Pubmed' wie auch über ‚CINAHL' führte für den gleichen Zeitraum (01.01.2023–31.12.2017) zu keinerlei deutschsprachigen Resultaten. Dieses Ergebnis änderte sich auch unter Einbezug des Suchportals ‚LIVIVO' der Zentralbibliothek für Medizin Köln bis August 2025 nicht. Gleiches gilt für eine thematische Behandlung advokatorischen resp. anwaltlichen Pflegehandelns in den beiden gängigen Lehrbüchern für Pflegende in Ausbildung: *Thiemes Pflege* und *Pflege Heute.*[15]

3.1.3 Forschungsbedarf und Forschungsdesign

Der US-amerikanische Befund belegt advokatorisches Handeln durch professionell Pflegende, wohingegen sich im deutschsprachigen Raum eine eindeutige Leerstelle zeigt und sich damit ein klarer Forschungsbedarf ausmachen lässt. Auch wenn die Professionalisierung der Pflege in den USA im Gegenüber zu

[15] Vgl. Menche, N. et al. (Hg) ([8]2023): Pflege Heute; vgl. Schewior-Popp, S. et al. (Hg) ([15]2021): Thiemes Pflege.

Deutschland eine wesentlich längere Tradition aufweist und sich durch einen höheren Anteil akademisch gebildeter Pflegepersonen auszeichnet, können die US-amerikanischen Erkenntnisse Impulse für diese Studie bereitstellen. Darüber hinaus scheint angesichts der bestehenden deutschen Forschungslücke ein exploratives Vorgehen angezeigt. Wie in den analysierten US-amerikanischen Studien soll dabei der Fokus auf ein advokatorisches Handeln professionell Pflegender zugunsten von Pflegebedürftigen und/oder deren Angehörige im Setting ‚Akutkrankenhaus' gelegt werden. Es wird davon ausgegangen, dass für die erfolgreiche Umsetzung der im Scoping-Review identifizierten advokatorischen Pflegestrategien eine entsprechende Berufserfahrung erforderlich ist. Konkludent kommen als potenzielle Studienteilnehmer:innen berufserfahrene Pflegefachpersonen in den Blick, d. h. Personen mit einer dreijährigen Ausbildung in der Gesundheits- und Krankenpflege samt mehrjähriger Berufserfahrung (ab 10 Jahren). Die Anzahl der zu Befragenden wird vorab auf 16 Personen festgelegt. Das entscheidende Kriterium für den Umfang der Population bleibt jedoch die tatsächliche thematische Sättigung. Hinsichtlich des Erhebungsverfahren wird ein qualitatives Setting in Form eines leitfadengestützten Face-to-Face-Interviews gewählt. Diese Methode scheint für ein exploratives Anliegen passend. Als Auswertungsverfahren wird die qualitative Inhaltsanalyse nach Kuckartz/Rädiker gewählt.[16]

3.2 Methodik und methodisches Vorgehen

Im Blick auf die Methodenwahl dieser Studie bedarf es vorab einer wissenschaftstheoretischen Reflexion, die Auskunft darüber gibt, warum welche Methode ausgewählt wird und „unter welchen Bedingungen die erhobenen und ausgewerteten Daten einen Anspruch auf empirische Wahrheit erheben können."[17] Wahrheit meint in diesem Sinne ein widerspruchsfreies Zusammenstimmen möglichst vieler ermittelter Informationen.[18] In diesem Sinn wird nachfolgend erläutert, warum (1) für die Studie ein qualitatives Design in Frage kommt und (2) welche Art der Datenerhebung gewählt wird.

[16] Vgl. Kuckartz, U./Rädiker, S. (⁵2022): Qualitative Inhaltsanalyse.

[17] Schnell, M./Dunger, C. (²2018): Forschungsethik: 18 f.

[18] Vgl. Schnell, M./Dunger, C. (²2018): Forschungsethik: 19.

3.2.1 Experteninterviews

Da für den deutschsprachigen Raum bisher keine Daten zum advokatorischen Handeln professionell Pflegender vorliegen, besteht ein klarer Forschungsbedarf zur Schließung dieser Forschungslücke resp. zur Generierung von Grundlagenwissen. Dazu zeigt sich ein exploratives, qualitatives Forschungsdesign in Form von Experteninterviews als ein geeignetes Vorgehen. Qualitatives Forschen ist ein inzwischen weit verbreitetes, ausdifferenziertes und methodologisch gut ausgearbeitetes Verfahren.[19] Es geht um eine Rekonstruktion subjektiven Fremdverstehens. Eine solche qualitative Untersuchung kann später zu einem Wegbereiter einer breiteren angelegten quantitativen Untersuchung werden. Wer jedoch in der Hauptsache zunächst Kenntnis über ein noch nicht oder wenig erforschtes Themenfeld gewinnen möchte, interviewt sinnvollerweise Experten in Form eines problemzentrierten, leitfadengestützten Interviews.[20] Diese Erhebungsmethode ermöglicht es, auch auf Themen einzugehen, die von den interviewten Experten im Laufe des Gesprächs eingespeist werden.[21]

a) Stellenwert von Experteninterviews

Das Experteninterview gilt als „eines der am häufigsten eingesetzten Verfahren in der empirischen Sozialforschung."[22] Auch wenn es in den entsprechenden Lehr- und Handbüchern kaum als besonderes Verfahren gewürdigt wird, ist es doch für die Forschungspraxis als eigenständige, qualitative Erhebungsmethode sowie im Rahmen explorativer oder ergänzender Studien von nicht unerheblicher Bedeutung.[23]

b) Funktion von Experteninterviews

Die Funktionen von Experteninterviews bestehen (1) in der Gewinnung themenspezifischer Informationen sowie (2) in der Rekonstruktion subjektiver Deutungen und Interpretationen.[24] Demgemäß handelt es sich also bei dem Format des

---

[19] Vgl. Helfferich, C. (^{2}2019): Leitfaden- und Experteninterviews: 669.

[20] Vgl. Schnell, M./Dunger, C. (^{2}2018): Forschungsethik: 53.

[21] Vgl. Schnell, M./Dunger, C. (^{2}2018): Forschungsethik: 53.

[22] Meuser, M./Nagel, U. (2009): Das Experteninterview: 465.

[23] Vgl. Bogner, A. et al. (2014): Interviews mit Experten. Springer: Wiesbaden: 1.

[24] Vgl. Bogner, A. et al. (2014): Interviews mit Experten. Springer: Wiesbaden: 2f; vgl. Meuser, M./Nagel, U. (2009): Das Experteninterview: 465.

Experteninterviews um „ein Instrument der Datenerhebung, das auf einen spezifischen Modus des Wissens bezogen ist (das Expertenwissen), zu dessen kompetenter Erschließung eine hohe Feldkompetenz erforderlich ist.[25]

c) Experte und Expertenwissen

In der Sozialwissenschaft wird darüber diskutiert, „wer als Experte im Sinne von Experteninterviews bezeichnet werden kann und welche Rolle der sozial zugeschriebene *Status Experte/Expertin* oder die faktische berufliche Position spielen soll. Einem weiten Begriff, bei dem alle Menschen Experten ihres Lebens sind, steht ein enger Begriff gegenüber, der den Expertenstatus einer Funktionselite vorbehält."[26] Werden in Lexika gewöhnlich Experten als Sachverständige, Fachleute oder Kenner charakterisiert[27], also als eine Person, die sachkundig ist und über Spezialwissen verfügt, definiert sich der Experte in der Sozialforschung nach Bogner et al. über das spezifische Forschungsinteresse, ein vorhandenes spezifisches Praxis- oder Erfahrungswissen zu ermitteln, das einen klar begrenzbaren Problemkreis umschreibt.[28] Dieses Wissen wird praxiswirksam und dadurch orientierungs- und handlungsleitend für andere Akteure.[29]

Nach Schnell/Dunger gilt in diesem Kontext nicht als Experte, wer beispielsweise „als chronisch Kranker oder als pflegender Angehöriger durch eigene Erfahrungen ein besonderes Wissen über eine Krankheit oder spezielle Pflegebedürftigkeit erlangt hat."[30] Anders als Berufsexperten sind solche Personengruppen zwar Experten in eigener Sache, zugleich jedoch auch Erleidende und damit potentiell vulnerabel.[31]

Einen anderen Zugang zur Expertendefinition beschreiten Meuser/Nagel, wenn sie jene Menschen als Experten verstehen, die über ein Wissen verfügen, das sie zwar nicht notwendiger Weise alleine besitzen, das aber doch nicht jedermann in dem interessierenden Handlungsfeld zugänglich ist.[32] Einer Person wird folglich dann der Expertenstatus zugesprochen, wenn sie über einen Wissensvorsprung verfügt, den das Experteninterview zu erschließen sucht.[33] Als Experte kommt

[25] Vgl. Meuser, M./Nagel, U. (2009): Das Experteninterview: 466.

[26] Helfferich, C. ([2]2019): Leitfaden- und Experteninterviews: 681.

[27] Vgl. Bogner, A. et al. (2014): Interviews mit Experten: 9.

[28] Vgl. Bogner, A. et al. (2014): Interviews mit Experten: 11.13.

[29] Vgl. Bogner, A. et al. (2014): Interviews mit Experten: 14.

[30] Schnell, M./Dunger, C. ([2]2018): Forschungsethik: 53.

[31] Vgl. Schnell, M./Dunger, C. ([2]2018): Forschungsethik: 53.

[32] Vgl. Meuser, M./Nagel, U. (2009): Das Experteninterview: 467.

[33] Vgl. Meuser, M./Nagel, U. (2009): Das Experteninterview: 467.

also in Betracht, wer in einer arbeitsteilig organisierten Gesellschaft über ein als notwendig erachtetes Spezialwissen verfügt, das auf solche Probleme bezogen ist, die als Sonderprobleme zu definieren sind.[34] Ein solches Wissen lässt sich zudem mit der Berufsrolle verknüpfen, da sich – historisch betrachtet – Expertentum über diese Schiene ausdifferenziert hat und weiterhin in großem Umfang auf diesem Sektor erworben wird.[35] Ein solches Expertenverständnis weist darauf hin, dass die interviewte Person primär als Funktionsträger und nicht als Privatperson im Fokus des Interesses steht. In diesem Sinn steht der Experte „für eine Problemperspektive, die typisch ist für den institutionellen Kontext, in dem er sein Wissen erworben hat und in dem er handelt."[36] Man könnte mit Helfferich auch sagen, „dass das Expertenwissen in einem gewissen Sinn von der Person gelöst werden kann – wer die gleiche Ausbildung absolviert und langjährig mit einer bestimmten Materie Erfahrungen gesammelt hat, verallgemeinert sein Wissen und stellt es nicht als persönliche und höchst individuelle Besonderheit dar."[37]

Die Bedeutung von Aspekten der Privatperson – wie beispielsweise biographische Einbindungen und Motiviertheit – werden in der Methodendiskussion um das Experteninterview durchaus kontrovers beurteilt.[38] Bogner et al. machen darauf aufmerksam, dass eine Ausklammerung privater Bezüge des Expertenhandelns und mithin eine Trennung zwischen dem Befragten als Experten und als Privatperson kaum möglich sei, denn Deutungswissen ist immer an die subjektiven Träger gebunden.[39] Ob und inwieweit private Momente für das Expertenwissen und -handeln bedeutsam sind, zeige sich erst in der Auswertung, denn „in der außerberuflichen Sphäre gemachte Erfahrungen haben Einfluss auf die Wahrnehmung und möglicherweise auch auf die Gestaltung des beruflichen Aufgabenbereichs."[40] Oder anders: Subjektive Relevanzen und Sichtweisen fließen in das Deutungswissen des Experten ein. Deshalb kann solchen Momenten im Experteninterview durchaus nachgegangen werden, obwohl im Fokus der Analyse der institutionell bestimmte Rahmen des Expertenhandelns steht.[41] Als Experte wird folglich jemand angesprochen, der in irgendeiner Weise Verantwortung „für den Entwurf, die Ausarbeitung, die Implementierung und/oder die

[34] Vgl. Meuser, M./Nagel, U. (2009): Das Experteninterview: 467.

[35] Vgl. Meuser, M./Nagel, U. (2009): Das Experteninterview: 467.

[36] Meuser, M./Nagel, U. (2009): Das Experteninterview: 469.

[37] Helfferich, C. (^{2}2019): Leitfaden- und Experteninterviews: 680.

[38] Vgl. Helfferich, C. (^{2}2019): Leitfaden- und Experteninterviews: 469.

[39] Vgl. Bogner, A. et al. (2014): Interviews mit Experten: 18 f.

[40] Meuser, M./Nagel, U. (2009): Das Experteninterview: 469.

[41] Vgl. Meuser, M./Nagel, U. (2009): Das Experteninterview: 469.

Problemlösung trägt, und damit über einen privilegierten Zugang zu Informationen über Personengruppen, Soziallagen, Entscheidungsprozesse"[42] und weitere Aspekte verfügt. Ein solchermaßen zugesprochener Expertenstatus an eine Person verbindet sich also mit einem spezifischen Forschungsinteresse, obwohl nicht einfach jede in einem Handlungsfeld als Experte anerkannte Person aus Gründen der Praktikabilität notwendigerweise Adressat von Experteninterviews sein wird.[43]

In der vorliegenden Arbeit kommt das Experteninterview zu explorativen Zwecken advokatorischen Handelns in der Pflege im Setting des Akutkrankenhauses zum Einsatz. Berufserfahrenen Pflegepersonen wird eine professionelle Expertise zugeschrieben, die es mit Hilfe leitfadengestützter Interviews zu eruieren gilt.[44] Die Experten sollen Auskunft über ihr Rollenwissen und insbesondere über die Bedingungen ihres eigenen beruflichen Handelns geben, d. h. dessen Maximen, Regeln und Logiken werden zum Gegenstand des Forschungsinteresses. Ein solches „Betriebswissen"[45] zeichnet sich durch eine Mischung von explizitem und implizitem Wissen aus, das auch Anteile von vortheoretischem Erfahrungswissen beinhaltet, d. h. ein Wissen, das nicht einfach abgefragt wird oder das die Experten ohne weiteres abspulen können.[46] „Sie können über Entscheidungsfälle berichten, auch Prinzipien benennen, nach denen sie verfahren; die überindividuellen, handlungs- bzw. funktionsspezifischen Muster des Expertenwissens müssen jedoch auf der Basis dieser Daten rekonstruiert werden."[47] Ebenso sollen die zu interviewenden Experten dazu eingeladen werden, mit Hilfe von eigenen Beispielerzählungen advokatorisches Handeln in der Pflege zu illustrieren. Die Experten werden dadurch vermutlich auf Erfahrungen zu sprechen kommen, die sie persönlich sehr stark berührten[48], aber auch in solchen Fällen kann sich „der Forscher darauf verlassen, dass Experten aufgrund ihrer Professionalität in der Lage sind, mit solchen Emotionen umgehen zu können, ohne fachkundige Hilfe zu benötigen."[49] Da das im Krankenhaus gezeigte Rollenverhalten und -wissen auch mit Momenten außerhalb der Berufsrolle als Pflegekraft verbunden sein kann, werden mögliche biographische Momente der Motiviertheit

[42] Meuser, M./Nagel, U. (2009): Das Experteninterview: 470.

[43] Vgl. Meuser, M./Nagel, U. (2009): Das Experteninterview: 467.

[44] Vgl. Bogner, A. et al. (2014): Interviews mit Experten: 11.

[45] Meuser, M./Nagel, U. (2009): Das Experteninterview: 472.

[46] Vgl. Meuser, M./Nagel, U. (2009): Das Experteninterview: 472.

[47] Meuser, M./Nagel, U. (2009): Das Experteninterview: 472.

[48] Vgl. Schnell, M./Dunger, C. (^{2}2018): Forschungsethik: 53.

[49] Schnell, M./Dunger, C. (^{2}2018): Forschungsethik: 53.

advokatorischen Handelns eruiert.[50] Insgesamt werden also jenseits der Ermittlung einer Expertise von Sonderwissen auch persönliche Momente thematisiert, um weitere Anhaltspunkte darüber zu erhalten, warum einzelne Pflegepersonen advokatorisch handeln und andere möglicherweise nicht.

3.2.2 Entwicklung des Interviewleitfadens

Zur Entwicklung des Interviewleitfadens für das Experteninterview, für die Gestaltung der Interviewsituation und für ein ertragreiches Interview bedarf der Interviewer einer thematischen Kompetenz.[51] Denn: Die für ethnographische Studien formulierte Devise ‚Dummheit als Methode' führt beim Experteninterview in die falsche Richtung.[52] Meuser/Nagel zufolge zeigen Untersuchungen, dass man sich im Rahmen von Experteninterviews nicht allzu viel Naivität und Unkenntnis leisten kann, da die Bereitschaft der Befragten, ihr Wissen und ihre Einschätzungen offenzulegen, maßgeblich davon beeinflusst wird, wie kompetent sich der Interviewer zeigt.[53] In eine ähnliche Richtung argumentiert Helferrich, dass die Interviewten über ein überlegenes Wissen verfügen, „das einen anerkannten gesellschaftlichen Status begründet, und die Interviewenden möchten an dem Wissen teilhaben."[54] Die Rollenkonfigurationen im Interview „folgen entweder dem Prinzip der gleichen Augenhöhe oder einem hierarchischen Gefälle zwischen Experten und Laien. Die Selbstpräsentation der Interviewenden – aber auch die Ausgestaltung und Ausrichtung des Leitfadens – veranlassen die Interviewten, den Interviewenden Kompetenz oder Inkompetenz zuzuschreiben."[55] Daraus folgt, dass der Ertrag eines Experteninterviews nicht unwesentlich davon abhängt, dass der Experte den Interviewer als sachlich kompetenten Gesprächspartner wahrnimmt. Demgemäß ist nicht nur die berufliche und akademische Vorbildung des Forschers relevant[56], sondern auch, dass er sich vorab über das zu eruierende Thema informiert und auf die Interviewsituation gut vorbereitet

[50] Vgl. Helfferich, C. (^{2}2019): Leitfaden- und Experteninterviews: 681.

[51] Der Interviewleitfaden samt seiner dynamischen Weiterentwicklung findet sich im elektronischen Zusatzmaterial.

[52] Vgl. Meuser, M./Nagel, U. (2009): Das Experteninterview: 473.

[53] Vgl. Meuser, M./Nagel, U. (2009): Das Experteninterview: 473.

[54] Helfferich, C. (^{2}2019): Leitfaden- und Experteninterviews: 683.

[55] Helfferich, C. (^{2}2019): Leitfaden- und Experteninterviews: 683.

[56] Der Forscher verfügt u. a. über eine mehrjährige Berufserfahrung als Gesundheits- und Krankenpfleger sowie als Lehrperson an einer Krankenpflegeschule.

hat. Dazu schien im Jahr 2017 ein zehnwöchiger Forschungsaufenthalt als Visiting Researcher an der Georgetown-University und der Library of Congress in Washington DC unter der Begleitung von Prof. Dr. Carol Taylor als Vorbereitung auf die Experteninterviews zum advokatorischen Handeln Pflegender in Deutschland geeignet.

3.2.3 Experteninterviews als Leitfadeninterviews

Während die Experteninterviews über die spezielle Zielgruppe der Interviewten und über das besondere Forschungsinteresse an Expertenwissen bestimmt sind, geben Leitfadeninterviews Auskunft über die Methode, d. h. über das Erhebungsinstrument Leitfaden.[57] So wie der Einsatz eines rein standardisierten Interviews Freiräume und Ziele nicht ermöglichen würde, bestünde bei einem narrativen Ansatz die Gefahr, den Fokus auf die in einem bestimmten Funktionskontext bezogenen Strategien des Handelns und Kriterien des Entscheidens zu verlieren, und die Biographie des jeweiligen Experten in den Vordergrund zu stellen.[58] Gleichwohl ist damit nicht gesagt, dass narrative Passagen in einem Experteninterview nicht enthalten sein dürfen – evtl. sollten sie es sogar. Denn „diese erweisen sich, wenn der Inhalt der Erzählung eine Episode aus dem beruflichen Handlungsfeld ist, durchaus als Schlüsselstellen für die Rekonstruktion von handlungsleitenden Orientierungen."[59] Vor diesem Hintergrund erscheint ein offenes Leitfadeninterview als das geeignete Erhebungsinstrument zur Ermittlung handlungsorientierenden Wissens der zu befragenden Experten, das sowohl explizit vorformulierte Fragen, als auch (Erzähl)Aufforderungen enthält und damit zu Narrationen einlädt.[60] Ein solches Vorgehen schafft den notwendigen Raum für Erläuterungen, Extemporierungen, Beispielerzählungen oder andere Formen der Exploration.[61]

Für die Interviewsituation ergibt sich aber nicht nur die Notwendigkeit eines thematischen Leitfadens, sondern auch die seiner flexiblen Handhabung[62], um dadurch unerwarteten Themendimensionierungen der Experten Raum zu geben

---

[57] Vgl. Helfferich, C. (^{2}2019): Leitfaden- und Experteninterviews: 670.

[58] Vgl. Meuser, M./Nagel, U. (2009): Das Experteninterview: 472 f.

[59] Meuser, M./Nagel, U. (2009): Das Experteninterview: 473.

[60] Vgl. Helfferich, C. (^{2}2019): Leitfaden- und Experteninterviews: 670.675 f.

[61] Vgl. Meuser, M./Nagel, U. (2009): Das Experteninterview: 472.

[62] Vgl. Meuser, M./Nagel, U. (2009): Das Experteninterview: 472.

und diese in folgenden Interviews mit anderen Experten einzubinden.[63] Dadurch sollen die Relevanzstrukturen der Befragten zur Geltung kommen und nicht jene des Interviewers.[64] Analog dazu wurde der thematische Gesprächsleitfaden im Zuge der Interviewreihe sukzessiv überdacht, konturiert und um weitere Aspekte erweitert. Nach einer Phase des Joinings resp. eines Warming-ups durch ein Gespräch über die persönlichen Qualifizierungen der Interviewten gilt es im Interview mit Hilfe der gestellten Fragen, sich auf das Warum und Wie des persönlichen Entscheidens und Handelns zu konzentrieren sowie weitere Momente zu eruieren wie beispielsweise überindividuelle, institutionsbezogene Aspekte.

3.2.4 Auswahl der Forschungsteilnehmenden, Untersuchungsgruppe und Feldzugang

Die Rekrutierung der potenziellen Interviepartner:innen erfolgte mehrheitlich mittels sog. Gatekeeper. Diese Funktion übernahmen katholische und evangelische Seelsorger:innen in den betreffenden Kliniken ($n = 9$) sowie erfahrene Leitungskräfte in der Pflege ($n = 2$), die dem Forscher bekannt waren. Des Weiteren konnten Teilnehmer:innen im eigenen Umfeld des Forschers ($n = 2$), im Kontext von Weiterbildungsveranstaltungen ($n = 3$) und durch die private Vermittlung Dritter ($n = 2$) gewonnen werden. Die Auswahl der Interviewteilnehmer:innen erfolgte dabei anhand von definierten Einschlusskriterien. Das grundsätzliche Kriterium zur Auswahl geeigneter Interviewteilnehmer:innen war eine bereits mehrjährige berufliche Tätigkeit als examinierte Kraft in der Gesundheits- und Krankenpflege im Setting Akutkrankenhaus ($n = 15$). Als weitere Einschlusskriterien galten die Bereitschaft zur Interviewteilnahme und die Offenheit, über advokatorisches Handeln sprechen zu wollen. Die Beachtung der Heterogenität der Befragten war aufgrund der Covid-Pandemie zunächst nicht im Blick, stellte sich jedoch letztlich von selbst ein.[65] In den Interviews mit den Pflegekräften zeigte sich, dass der ärztliche Dienst im Zuge advokatorischen Handelns Pflegender eine bedeutende Rolle spielt. Angesichts dessen wurde jenseits der Angehörigen der Pflegeprofession ein Interview mit einer Medizinstudentin im 12. Semester und einem Assistenzarzt im vierten Jahr der Facharztausbildung zur Notfallmedizin in die Untersuchung mit einbezogen. Um zumindest ansatzweise

[63] Vgl. Meuser, M./Nagel, U. (2009): Das Experteninterview: 474.

[64] Vgl. Meuser, M./Nagel, U. (2009): Das Experteninterview: 474.

[65] Siehe dazu ausführlicher in Kapitel 4.

eine Außenperspektive auf das advokatorische Handeln Pflegender zu eruieren, wurde ein Interview mit einer im Akutkrankenhaus tätigen Ergotherapeutin geführt.

Der Erstkontakt mit den Forschungsteilnehmer:innen erfolgte via E-Mail, in der das Vorhaben kurz skizziert wurde. Im Falle einer Bereitschaft zur Studienteilnahme erfolgte ebenfalls per E-Mail die Vereinbarung eines Telefontermins, um die konkrete Interviewterminierung vorzunehmen, den Treffpunkt sowie den konkreten Raum abzustimmen. Auf diese Weise waren die Forschungsteilnehmenden auf den Anruf und das Anliegen vorbereitet und konnten sich ihrerseits zu besprechende Momente überlegen. Über die schriftliche Kommunikation via E-Mail hinaus eröffnet das Telefongespräch die Möglichkeit mit Hilfe der Stimme etwas mehr von der Person des Gegenübers zu erfassen; zu erahnen, was der andere denkt oder zu klären, ob es noch offene Fragen gibt. Insgesamt zielten E-Mail und Telefonat darauf, die kommende persönliche Interviewbegegnung in einer positiven Weise anzubahnen. Trotz der sich verändernden gesundheitlichen Lage während der Corona-Pandemie und der unterschiedlichen Arbeits- resp. Lebensorte der Befragten konnten die Interviews mit einer Ausnahme zwischen September 2019 und September 2021 realisiert werden. Das Interview mit der Medizinstudentin im 12. Semester wurde auf ihren eigenen Wunsch hin via Zoom geführt.

3.3 Gütekriterien qualitativer Forschung und Datenerhebung

Wie die standardisierte Forschung so unterliegen auch qualitative Studien in puncto Datenerhebung bestimmten Gütekriterien. Dazu zählen eine methodisch kontrollierte und reflektierte Subjektivität sowie die Beachtung der Kontextgebundenheit der Interviewsituation, die nicht nur sorgfältig zu gestalten, sondern auch in die Auswertung einzubeziehen ist.[66] Hinzu tritt das Prinzip der Offenheit, denn „je offener die Erhebung, desto eher wird die Entfaltung subjektiven Sinns ermöglicht und umso angemessener und valider wird in diesem Sinn erhoben."[67] Schließlich kann zur Bestimmung der Qualität qualitativer Forschung nicht nur das Konzept der Triangulation angewandt, sondern eine Geltungsbegründung durch Transparenz der Vorgehensweise angestrebt werden.[68]

[66] Vgl. Helfferich, C. (^{2}2019): Leitfaden- und Experteninterviews: 683.

[67] Helfferich, C. (^{2}2019): Leitfaden- und Experteninterviews: 684.

[68] Vgl. Flick, U. (^{2}2019): Gütekriterien qualitativer Sozialforschung: 480 f.

3.3.1 Kontrollierte und reflektierte Subjektivität

Sowohl Flick als auch Helferrich unterscheiden zwischen einer methodisch kontrollierten und reflektierten Subjektivität als Gütekriterium qualitativer Forschung und einer nicht reflektierten Subjektivität, die den wissenschaftlichen Ansprüchen nicht genügt.[69] Eine Validierung der erhobenen Daten kann durch die Einbeziehung der Forschungsteilnehmenden oder durch die Kommentierung und Bewertung durch andere Forschende erfolgen.[70] Da es in der vorliegenden Studie nicht primär um eine Theorieentwicklung, sondern um eine Exploration des Forschungsthemas ging, wurde auf eine dezidierte Einbeziehung von Forschungsteilnehmenden zur Validierung der erhobenen Daten verzichtet. Gleichwohl überprüfte der Forscher im Verlauf der Experteninterviews die gewonnenen Einsichten aus den vorangegangenen Interviews in Form von Fragen und/oder meldete (Zwischen-)Erkenntnisse des aktuell Gehörten in der Interviewsituation an die jeweiligen Forschungsteilnehmenden zurück. Auf diese Weise wurde Raum gegeben, die Plausibilität und Angemessenheit der Erkenntnisse zu prüfen und zu bewerten. Insofern können die Reaktionen auf die Forscherfragen sowie die Zustimmung oder Ablehnung gegenüber den Statements des Forschers als Zeichen einer indirekten Validierung der Forschungsresultate gewertet werden.[71] Einer Validierung der gebildeten Kategorien erfolgte durch die Hinzuziehung eines Pflegewissenschaftlers (Prof. Dr. rer. cur. Peter Schiffer / Freiburg i. Breisgau – vormals Hochschullehrer für Pflegewissenschaft an der Evangelischen Hochschule Ludwigsburg von 08/2015 bis 08/2022).

3.3.2 Kontextgebundenheit

Auf die Gestaltung der Interviewsituation als Ort der Datenerhebung ist große Sorgfalt zu legen. Es gilt darauf zu achten, „wie welche Erhebungskontexte welche Versionen erzeugen."[72] Sie ist „vergleichbar mit der Sorgfalt, mit der in der standardisierten Forschung ein Fragebogen entwickelt wird, weil davon die Güte und die Brauchbarkeit der erhobenen Daten abhängen. In der vorliegenden Studie wurden die Forschungsteilnehmenden, nachdem sie ihre grundsätzliche

---

[69] Vgl. Helfferich, C. (^{2}2019): Leitfaden- und Experteninterviews: 683.

[70] Vgl. Flick, U. (^{2}2019): Gütekriterien qualitativer Sozialforschung: 475–478.

[71] Vgl. Flick, U. (^{2}2019): Gütekriterien qualitativer Sozialforschung: 476.

[72] Helfferich, C. (^{2}2019): Leitfaden- und Experteninterviews: 683.

Bereitschaft zum Interview gegenüber den Gatekeepern signalisiert hatten, seitens des Forschers via E-Mail kontaktiert. Der Text enthielt ein Hinweis auf den/die Gatekeeper, einen Dank für die grundsätzliche Gesprächsbereitschaft, eine Angabe zur Dauer des Interviews, eine Benennung des Gesprächsthemas sowie die Angabe der Mobilfunknummer des Forschers zur Kontaktaufnahme und Terminabstimmung. Als Datenerhebungsort wurde mehrheitlich ein Raum außerhalb des Klinikums gewählt, um eine innere Distanz zum konkreten Arbeitsplatz zu schaffen. Falls dies nicht möglich war, wurde zumindest ein Raum jenseits des konkreten Arbeitsplatzes gewählt. Dies war auch eine Konsequenz aus dem ersten Interview. Es fand in einem Mitarbeiteraufenthaltsraum der betreffenden Station mit den entsprechenden Störungen durch Patientenrufe und eintretende Kolleg:innen statt.

3.3.3 Offenheit

In der Interviewsituation wurde ein offener Leitfaden benutzt, dessen Fragen und Themen im Laufe der Interviewreihe angepasst und erweitert wurden.[73] Trotz Strukturierung der Interviewsituation im Sinne des Forschungsinteresses wurde den Interviewten Raum gegeben, das zu sagen, was sie sagen wollten und das zu erwähnen, was ihnen selbst wichtig war. Bogner et al. raten dazu, für ein Erstinterview zunächst nicht mehr als 45 Minuten anzusetzen.[74] Gläser/Laudel empfehlen eine Dauer zwischen 60 und 90 Minuten für Experteninterviews.[75] Die Interviews der vorliegenden Studie variierten zwischen 36 und maximal 80 Minuten.

3.3.4 Triangulation

Das Konzept der Triangulation strebt danach, einen Gegenstand mit mehreren Methoden oder von mehreren Forschern zu untersuchen.[76] Mit Rekurs auf Denzin unterscheidet Flick vier Formen der Triangulation: (1) die methodologische Triangulation, (2) eine Daten-Triangulation, (4) eine Investigation Triangulation

[73] Der Interviewleidfaden findet sich – samt gekennzeichneter Weiterentwicklungen – im elektronischen Zusatzmaterial.

[74] Vgl. Bogner, A. et al. (2014): Interviews mit Experten: 39.

[75] Vgl. Gläser, J./Laudel, G. ([4]2010): Experteninterviews und qualitative Inhaltsanalyse: 162.

[76] Vgl. Flick, U. ([2]2019): Gütekriterien qualitativer Sozialforschung: 480.

und (4) eine Theorien-Triangulation.[77] Dabei beschränkt sich eine Triangulation nicht auf die Überprüfung oder Bestätigung von Forschung, „sondern versucht der Vielschichtigkeit des Untersuchten durch die Erweiterung der methodischen und theoretischen Perspektiven umfassender gerecht zu werden als dies mit einem Zugang möglich wäre."[78] Im Blick auf die vorliegende Studie bietet sich eine Daten-Triangulation an. Sie „kombiniert Daten, die verschiedenen Quellen entstammen und zu verschiedenen Zeitpunkten, an unterschiedlichen Orten oder bei verschiedenen Personen erhoben werden."[79] In Anlehnung an dieses Verfahren wird in der vorliegenden Studie durch die Verwendung eines zweiten methodischen Zugangs in Form einer Analyse exemplarischer Fallarbeiten zumindest ansatzweise eine Validierung von Ergebnissen aus den Experteninterviews und damit zur Geltungsbegründung gewonnener Erkenntnisse angestrebt.[80]

3.3.5 Transparenz der Vorgehensweise und Aspekte des Datenschutzes

Eine weitere Strategie der Geltungsbegründung bezieht sich auf die Transparenz der Vorgehensweise. Sie will nachvollziehbar machen, „wie die Forschung vorgegangen ist, welche methodischen Entscheidungen getroffen wurden und wie diese die Ergebnisse beeinflusst haben."[81] In dieser Hinsicht erfolgte die Kontaktanbahnung zu den Forschungsteilnehmenden der Interviews mehrheitlich durch Gatekeeper. Die von den Seelsorger:innen vermittelten potentiellen Interviewpartner wurden via E-Mail seitens des Forschers kontaktiert. Zu Beginn der Interviews wurden mündlich vollumfänglich Information über das Forschungsprojekt sowie über die Datenschutzbestimmungen gegeben.[82] Den Interviepartner:innen wurde sodann eine Kopie mit den Informationen zum Projekt, zum Umgang mit dem

[77] Vgl. Flick, U. (^{2}2019): Gütekriterien qualitativer Sozialforschung: 480 f.

[78] Flick, U. (^{2}2019): Gütekriterien qualitativer Sozialforschung: 481.

[79] Flick, U. (^{2}2019): Gütekriterien qualitativer Sozialforschung: 480.

[80] Siehe dazu der Exkurs in Kapitel 5.

[81] Flick, U. (^{2}2019): Gütekriterien qualitativer Sozialforschung: 483.

[82] Das Aufklärungs- und Einverständnisschreiben findet sich im elektronischen Zusatzmaterial.

erhobenen Datenmaterial sowie den Kontaktdaten des Forschers und des Datenschutzbeauftragten ausgehändigt.[83] An diese Informationsphase schloss sich die Zeichnung der Einverständniserklärung durch die Forschungsteilnehmenden an.

In der Interviewsituation kam ein offener Leitfaden zum Tragen, dessen Fragen und Themen im Laufe der Interviewreihe angepasst und erweitert wurden. Die Interviews wurden mit einem digitalen Speichergerät aufgezeichnet, das in einem abschließbaren, nur dem Forscher zugänglichen Schrank gelagert wurde. Die Transkripte wurden von personen- und institutionsbezogenen Daten bereinigt und auf einem passwortgeschützten Speichergerät hinterlegt, das ebenfalls in einem abschließbaren, nur dem Forscher zugänglichen Schrank gelagert wurde. Danach wurden die digital aufgezeichneten Interviews vom digitalen Aufzeichnungsgerät gelöscht. Durch eine Kodierung mit fortlaufenden Ziffern wurde die Anonymität aller Interviewteilnehmenden vollständig gewährleistet. Keine persönlichen Daten (wie z. B. Name, Adresse, Tätigkeitsort) wurden in der Datenverarbeitung verwendet oder gespeichert. Am Ende eines jeden Interviews wurden die Forschungsteilnehmenden dazu eingeladen, im Falle von weiteren Rückfragen und/ oder dem Rückzug der Einwilligung zum Interview den Forscher via E-Mail oder Mobilnummer zu kontaktieren. Im Blick auf die beiden exemplarischen Fallarbeiten gaben die Autor:innen ihr schriftliches Einverständnis zur wissenschaftlichen Weiterverarbeitung per E-Mail. Auch in den Fallschilderungen wurden alle Angaben anonymisiert, die mögliche Rückschlüsse auf die Autorenschaft, Patient:innen oder Krankenhäuser zulassen könnten.

3.4 Transkription und Datenauswertung

3.4.1 Expert:inneninterviews

Für die Nachvollziehbarkeit aller Schritte des Forschungsprozesses ist die Erstellung des Transkripts transparent zu machen. Die Expert:inneninterviews wurden nach folgenden Regeln transkribiert:

- Wörtliche, nicht kommentierte Transkription;
- Direkte oder indirekte Rede wird kursiv gesetzt;
- Transkription paraverbaler Äußerungen in Klammern (z. B. Lachen, Weinen);
- Fülllaute (z. B. ähm, hm, äh) werden fett gedruckt wiedergegeben;

[83] Das Informations- und Aufklärungsschreiben findet sich im elektronischen Zusatzmaterial.

- Transkription von sprachlichen Betonungen mit Großbuchstaben;
- Verstöße gegen das grammatische Prinzip der Orthografie werden nicht verändert;
- Dokumentation von Sprechpausen mit Sekundenangaben in Klammern.
- Es erfolgt eine Zeilennummerierung oder Zeilenzählung am linken Rand des Transkripts, um eine präzise Referenzierung und einfache Orientierung zu ermöglichen.
- ‚I‘ steht in den Transkripten für Interviewer/Forscher, ‚P‘ für Gesprächspartner:in und ‚K‘ für Kollegin.

Die Datenauswertung der vorliegenden Expertentransskripte erfolgt dann mit Hilfe der qualitativen Inhaltsanalyse nach Kuckartz/Rädiker und ohne Hinzuziehung einer unterstützenden Software.[84] Generell handelt es sich bei der qualitativen Inhaltsanalyse um ein in der qualitativen Forschung bewährtes Auswertungsverfahren.[85] Das methodische Vorgehen nach Kuckartz/Rädiker eignet sich für die vorliegende Studie, da sie ein exploratives Anliegen verfolgt. Es geht also weder im Sinne von Mayrings Konzeption der Qualitativen Inhaltsanalyse um eine explizite Anbindung an oder Ableitung der Kategorien aus einer zuvor zugrunde gelegten Theorie, noch um ein rein induktiv-codierendes Vorgehen am Material im Sinne der Grounded Theory nach Strauss & Corbin.[86] Zur Exploration advokatorischen Handelns von Pflegekräften für Pflegeempfänger und/oder ihrer Angehörigen finden sich in der vorliegenden Studie einerseits aufgrund der Konzeption des Interviewleitfadens deduktive Momente zur Kategorienbildung sowie andererseits induktive Aspekte im Zuge der prozessorientierten Weiterentwicklung des Leitfadens und der Fortschreibung des Kategoriensystems aus dem gesichteten Interviewmaterial.[87] Angesichts dessen zeigt sich das von Kuckartz/Rädiker entwickelte Verfahren zur Kategorienbildung als geeignet, da es sowohl mit deduktiven als auch induktiven Aspekten arbeitet und folglich mit dem vorliegenden Studiendesign korrespondiert. Kuckartz/Rädiker legen folgende Guideline bestehend aus sechs Stationen vor, die teilweise zirkulär durchlaufen werden können[88]:

[84] Vgl. Kuckartz, U./Rädiker, S. ([5]2022): Qualitative Inhaltsanalyse.

[85] Vgl. Kuckartz, U./Rädiker, S. ([5]2022): Qualitative Inhaltsanalyse: 36 ff.

[86] Vgl. Kuckartz, U./Rädiker, S. ([5]2022): Qualitative Inhaltsanalyse: 83–89.

[87] Die Dokumentation des Prozesses der Kategorienbildung findet sich im elektronischen Zusatzmaterial.

[88] Die folgende Listung basiert auf: Kuckartz, U./Rädiker, S. ([5]2022): Qualitative Inhaltsanalyse, Methoden, Praxis, Computerunterstützung: 90–102.

(1) Ziel der Kategorienbildung auf der Grundlage der Forschungsfrage bestimmen.
(2) Kategorienart und Abstraktionsniveau bestimmen.
(3) Mit den Daten vertraut machen und Umfang der zu codierenden Segmente festlegen.
(4) Die Texte sequenziell bearbeiten und direkt am Text Kategorien bilden. Zuordnung existierender oder Neubildung von weiteren Kategorien.
(5) Systematisieren und Organisieren des Kategoriensystems.
(6) Das Kategoriensystem festlegen und die Kategoriendefinitionen erstellen.

Die konkrete Umsetzung dieser Schritte bis zur endgültigen Kategorienbildung kann gemäß Kuckartz/Rädiker entweder via fokussierte Zusammenfassung oder über die direkte Kategorienbildung am Material erfolgen. Da beide Varianten möglich sind, wurde aus pragmatischen Gründen der kürzere Weg über die direkte Entwicklung der Kategorien am Material gewählt.[89]

3.4.2 Fallarbeiten

Während es sich bei der Auswertung der Expert:inneninterviews um das Kernstück dieser Studie handelt, zielt der ergänzende Einbezug von zwei ausgewählten Fallarbeiten aus dem primärqualifizierenden Bachelorstudiengang der allgemeinen Gesundheits- und Krankenpflege an der Fachhochschule Wiener Neustadt (Niederösterreich) lediglich auf die Eruierung eines im Prozess evolvierten Nebenthemas des Forschungsanliegens. Die Auswertung der Fälle folgte deshalb nicht wie dem von Hering/Jungmann explizierten Verfahren einer für sich stehenden Einzelfallanalyse als Forschungsstrategie, die „durch ein umfassendes Forschungsdesign mit dem Ziel eines Tiefenverständnisses des Falls gekennzeichnet ist"[90], oder einer breiter angelegten, fallvergleichenden Analyse.[91] Vielmehr begrenzte sich die hypothesengeleitete Sichtung auf die Identifikation advokatorischer Pflegestrategien sowie möglicher negativer wie positiver Konsequenzen advokatorischen Handelns für Pflegestudierende.

---

[89] Das auf diese Weise generierte Kategoriensystem findet sich samt Beispielen im elektronischen Zusatzmaterial.

[90] Hering, L./Jungmann, R. (²2019): Einzelfallanalyse: 619.

[91] Vgl. Hering, L./Jungmann, R. (²2019): Einzelfallanalyse: 624.

3.5 Kritische Überlegungen zum methodischen Vorgehen

Wie bereits dargelegt, erfolgte die Kontaktanbahnung zu den Forschungsteilnehmenden mehrheitlich mit Hilfe von Gatekeepern. Von den durch die Seelsorger:innen vermittelten und via E-Mail seitens des Forschers kontaktierten Personen reagierten lediglich zwei nicht auf die schriftliche Interviewanfrage. Da von den kontaktierten Personen keine Rückmeldung erfolgte, kann über deren Gründe zur Nichtteilnahme nur spekuliert werden. In der E-Mail zum Erstkontakt wurde von einem *narrativen* Interview gesprochen. Bei dem tatsächlichen Wechsel zwischen einem konkreten Erfragen forschungsrelevanter Aspekte und wenigen offenen Erzählaufforderungen wäre die Rede von einem (eher) *strukturierten* Interview zutreffender gewesen.

Im Blick auf den Gesprächsort zeigten sich in der ersten Interviewsituation (einem Mitarbeiteraufenthaltsraum auf der Station der/des Forschungsteilnehmenden) extreme Störungen durch eingehende, akustische Patientenrufe und den Raum betretende Arbeitskolleg:innen. Die dort interviewte, berufserfahrene Person schien zudem Hemmungen zu haben, wirklich offen über beobachtete oder selbsterlebte Situationen im Kliniksetting zu sprechen, die ein advokatorisches Handeln forderten oder erfordert hätten. Da genaueres, direktes Nachfragen seitens der interviewten Person sprachlich umgangen wurde, entstand der Eindruck, dass aufgrund des Interviewortes, die Identifikation oder Loyalität der/des Forschungsteilnehmenden gegenüber der Station/Institution höher eingestuft wurde als die offene Rede. In den künftigen Interviews wurde daher als Gesprächsort ein (ungestörter) Raum außerhalb des konkreten Arbeitsplatzes der Forschungsteilnehmenden gewählt. Ein Interview fand bei einem Forschungsteilnehmenden in dessen/deren Zuhause statt. Zwei Interviews wurden in der Privatwohnung des Forschers geführt. Die ersten Interviews (Nr. 1 bis 11) fanden noch vor der Coronapandemie im Herbst 2019 und Frühjahr 2020 statt. Mit Beginn der Pandemie ab März 2020 stellte sich die Frage, welches methodische Verfahren zu wählen sei, um sowohl den Forscher als auch die Forschungsteilnehmenden aus den Gesundheitsfachberufen keinem zusätzlichen Gesundheitsrisiko auszusetzen. Diese Überlegungen wurden in den Vorabtelefonaten seitens des Forschers thematisiert. Von den Forschungsteilnehmenden stimmten 6 einer persönlichen Begegnung unter Beachtung der erforderlichen Schutzmaßnahmen wie Raumlüftung, Tragen einer FFP-2-Maske sowie Einhaltung des Körperabstandes zu. Lediglich eine Person wünschte das Interview via Zoom (Nr. 17). Die digitale Aufzeichnung über ein digitales Aufzeichnungsgerät funktionierte bis auf ein Interview technisch störungsfrei. Während des Interviews Nr. 11 brach das

Gerät die Gesprächsaufzeichnung aufgrund einer technischen Störung vorzeitig ab. Für die nicht aufgezeichneten Inhalte musste im Nachgang ein Gedächtnisprotokoll erstellt werden. Schließlich muss im Blick auf das Sampling kritisch angemerkt werden, dass keine Pflegefachpersonen mit Migrationshintergrund befragt wurden, obwohl laut Statistischem Bundesamt rund 16 Prozent der sozialversicherungspflichtig beschäftigten Pflegekräfte in Deutschland Ausländer sind.[92] Ebenso wurden die Interviews in Akutkrankenhäusern auf dem Gebiet der früheren Bundesrepublik Deutschland geführt.

3.6 Forschungsethische Reflexionen

Grundsätzlich haben Forschungen in den Bereichen von Medizin und Pflege mit sehr sensiblen Daten und/oder Angaben der Forschungsteilnehmenden zu tun. Denn: Forschung im Gesundheitssektor ermittelt personenbezogene Daten, eruiert Reaktionsweisen von Teilnehmenden auf Interventionen oder sucht Präferenzen und Verhaltensweisen zu verstehen. Darum erfordern solche Forschungsvorhaben forschungsethische Überlegungen. Sie gehen von den Teilnehmenden als Subjekte aus, d. h. „als Personen, deren Würde zu wahren ist, unabhängig davon, wie hilfebedürftig oder selbständig sie sind.“[93] Folglich bedürfen medizinische wie pflegespezifische Forschungsvorhaben am und mit dem Menschen nicht nur einer sehr genauen, eigenen ethischen Reflexion des/der Forscher:in, sondern auch eines ethischen Clearings durch eine Ethikkommission, die das wissenschaftliche Vorhaben auf die Einhaltung forschungsethischer Prinzipien prüft, um dadurch den Schutz der involvierten Personen sicherzustellen. Dazu gibt die bei einer Ethikkommission einzureichende Projektbeschreibung begründete Auskunft über die Fragestellung und Zielsetzung des geplanten Vorhabens. Die Forschungsskizze hat die wissenschaftliche und praktische Relevanz auszuweisen, die Methodik zu erläutern sowie die Einbeziehung der Teilnehmer:innen und das Verfahren zu deren Auswahl zu rechtfertigen. Zudem werden mögliche Risiken für die Teilnehmenden und deren präventive Maßnahmen bedacht sowie ein Studienverlaufsplan erstellt. Von zentraler Bedeutung ist die Sicherstellung einer informierten Zustimmung und die Achtung der Autonomie der Forschungsteilnehmenden, die Einhaltung der Datenschutzbestimmungen sowie eine Transparenz von Namen und Kontaktdaten des Datenschutzbeauftragten

[92] Vgl. Statista (2024): Ausländeranteil unter sozialversicherungspflichtig Beschäftigten in der Pflege und insgesamt in Deutschland im Jahr 2023.

[93] Bartholomeyczik, S. (^{2}2018): Geleitwort: 9 f.

der Institution, in deren Namen geforscht wird.[94] Aufgrund der beschriebenen Erwägungen wurde für die vorliegende Studie eine forschungsethische Begutachtung durch die Ethikkommission der Universität Witten/Herdecke als notwendig erachtet, auch wenn es sich bei der zu beforschenden Population nicht um vulnerable Personen im engeren Sinn handelt. Im März 2020 wurde der erste Antrag auf ein ethisches Clearing des Studienvorhabens zum advokatorischen Handeln Pflegender bei der Ethikkommission eingereicht. Grundsätzliche ethische und berufsrechtliche Bedenken wurden nicht gesehen. Einzelne Dokumente sollten jedoch überarbeitet werden. Nach einer Nachschärfung des Aufklärungsschreibens, der Einverständniserklärung der Forschungsteilnehmenden sowie den Dokumenten zum Datenschutz erteilte die zuständige Ethikkommission der Universität Witten/Herdecke am 04.04.2020 ihre Zustimmung zur Durchführung des Projektes (Antrag 28/2020).

Treten Akteure des Gesundheitswesens wie Ärzte, Therapeuten oder Pflegende als Forschungsteilnehmende auf, „sind sie nicht vulnerabel."[95] Doch auch wenn es sich bei den Forschungsteilnehmenden der vorliegenden Studie nicht im engeren Sinn um „vulnerable (verletzte, verletzliche) Personen handelt (…), die aufgrund ihres Alters oder ihrer eingeschränkten Fähigkeiten möglicherweise keine informierte Zustimmung geben können und/oder die aufgrund ihrer besonderen Lebenssituation durch die Teilnahme an einem Forschungsvorhaben in besonderem Maße belastet oder gar gefährdet werden könnten"[96], bleiben die Interviewpartner:innen doch potenziellen Risiken ausgesetzt. In den Interviewsituationen kann es bei den Befragten zu einer Spannung hinsichtlich ihrer empfundenen Loyalität gegenüber der Einrichtung und den eigenen ethischen, institutionskritischen Überzeugungen kommen, wenn sie über advokatorisches Handeln berichten. Dies könnte dazu führen, dass die Forschungsteilnehmenden – trotz zugesicherter Anonymität – möglicherweise Hemmungen zeigen, offen über beobachtete oder erlebte Missstände in den Kliniken zu sprechen. Des Weiteren kann die Reaktualisierung von Kontrasterlebnissen bei den Befragten starke emotionale Reaktionen evozieren wie beispielsweise Wut über das Beobachtete oder Trauer über die eigene Unzulänglichkeit, in Anforderungssituationen nicht gehandelt zu haben. Zugleich kann sich in der Interviewsituation aber auch ein Möglichkeitsraum öffnen, erlebte Wut und/oder Spannungen zwischen betrieblicher Loyalität und persönlichem Ethikkodex zu thematisieren und sich durch deren Artikulierung Entlastung zu verschaffen; sich mit seiner Wut oder

---

[94] Vgl. Schnell, M./Dunger, C. (^{2}2018): Forschungsethik: 41.

[95] Schnell, M./Dunger, C. (^{2}2018): Forschungsethik: 42.

[96] Schnell, M./Dunger, C. (^{2}2018): Forschungsethik: 42.

mit seinem persönlichen Versagen gesehen zu fühlen und einen Weg zu deren Verarbeitung zu beschreiten. Hinsichtlich der forschungsethischen Prinzipien der ethischen Prognose und der ethischen Prävention[97] ist im Nachgang kritisch festzuhalten, dass sich der Forscher im Zuge der Projektkonzeption im Vorfeld wenig Gedanken über solche möglichen Belastungssituationen in Form von Wut, Verletzungen oder Re-Traumatisierungen gemacht hat. In einer Interviewsituation zeigten sich sichtbare emotionale Reaktionen in Form von Tränen, einem stockenden Atem und einem Versagen der Stimme. In dieser Situation kamen ad hoc die Qualifikationen des Forschers als Systemischer Berater und Seelsorger zum Tragen. Mit Hilfe von Interventionen aus diesen Bereichen konnte die betreffende Person stabilisiert und dadurch vor Schaden bewahrt werden. Diese Reaktionsweise kann analog zu Schnell/Dunger als forschungsethisch adäquat bezeichnet werden.[98]

Schließlich bleibt im Blick auf die Achtung der Autonomie der Forschungsteilnehmenden kritisch anzumerken, dass diese in zwei Interviewsituationen seitens des Forschers nicht konsequent geachtet wurde. Bei einer Rekrutierung der Forschungsteilnehmenden durch Gatekeeper, die nach eigener Auskunft in einem guten Kontakt mit den Interviewparter:innen standen, zeigte sich eine vertrauensvollere oder offenere Gesprächsatmosphäre als in jenen Interviews, in denen die Kontaktqualität in dieser Form nicht gegeben war (Interview Pflegekraft Nr. 1 und ärztlicher Dienst Nr. 18). Es könnte sein, dass die Interviewsituation insofern beeinflusst wurde, als die Forschungsteilnehmenden die Institutionsidentifikation höher einstuften als die offene Rede. In diesen Situationen hat der Forscher punktuell zu stark nachgefragt, um Informationen zu gewinnen, die die Gesprächspartner:innen angesichts ihrer ausweichenden Gesprächsbeiträge nur häsitierend bereit waren zu geben. In diesen beiden Fällen könnte es zu punktuellen Verzerrungen im Blick auf die Wahrheit der Gesprächsinhalte gekommen sein und zu einer nicht umfänglichen Beachtung der Autonomie von Seiten des Forschers samt möglichem Erleben von Druck auf Seiten des/der Interviewpartner:in.

---

[97] Vgl. Schnell, M./Dunger, C. (^{2}2018): Forschungsethik: 33.

[98] Vgl. Schnell, M./Dunger, C. (^{2}2018): Forschungsethik: 53.

4 Sampling und Kategorien

In diesem Teil der Untersuchung werden das Sampling der Studie, der Prozess der Kategorienbildung sowie das finale Kategoriensystem zur Interviewanalyse beschrieben.[1]

4.1 Sampling

4.1.1 Studienteilnehmer:innen

Die in der folgenden Übersicht aufgeführten Daten zu den Studienteilnehmer:innen aus der Pflege hinsichtlich des angegebenen Geschlechts, des Alters, den Jahren an Berufserfahrung zum Zeitpunkt der Befragung und der jeweiligen Kontextualität (Klinikart, Tätigkeitsfeld) beruhen auf der Auswertung der Interviews. Unter den Befragten befanden sich keine Menschen mit Migrationshintergrund

[1] Die schrittweise Entwicklung des Kategoriensystem findet sich samt Interviewreferenzen im elektronischen Zusatzmaterial.

Ergänzende Information Die elektronische Version dieses Kapitels enthält Zusatzmaterial, auf das über folgenden Link zugegriffen werden kann https://doi.org/10.1007/978-3-658-52255-1_4.

F. Knoll, *Dem Menschen eine Stimme geben*,
https://doi.org/10.1007/978-3-658-52255-1_4

Nr.	Geschlecht	Alter	Berufserfahrung		Klinikart	Aktuelles Tätigkeitsfeld
1	Frau	63	40 Jahre		Universitätsklinik	Innere Medizin / Nephrologie
2	Mann	48	25 Jahre		Psychiatrische Fachklinik	Suchtabteilung
3	Mann	34	15 Jahre		Gerontopsychiatrie	Gerontopsychiatrie
4	Frau	48	26 Jahre		Psychiatrische Fachklinik	Neurologie / Frührehabilitation
5	Frau	28	6 Jahre		Universitätsklinik	Kinderintensivstation
6	Frau	39	17 Jahre		Krankenhaus der Grund- und Regelversorgung	Allgemeine Intensivstation
7	Frau	59	39 Jahre		Krankenhaus der Maximalversorgung	MA Ärztliche Direktion
8	Frau	45	28 Jahre		Krankenhaus der Maximalversorgung	Neurologie / Stroke-Unit
9	Mann	47	14 Jahre		Krankenhaus der Maximalversorgung	Ltg. Intensivstation
10	Frau	57	40 Jahre		Universitätsklinik	Neonatologische Intensivstation
11	Frau	62	39 Jahre		Universitätsklinik	Intensivüberwachungsstation
12	Frau	39	19 Jahre		Akademisches Lehrkrankenhaus / Schwerpunktversorgung	Operationsdienst
13	Frau	42	25 Jahre		Krankenhaus der Grund- und Regelversorgung	Onkologie
14	Frau	42	23 Jahre		Universitätsklinik	Palliativkonsil
15	Frau	48	31 Jahre		Universitätsklinik	Stellv. Ltg. Intensivstation

Um eine Außenperspektive auf das (nicht) vorhandene advokatorische Handeln professionell Pflegender zumindest ansatzweise einzufangen, wurde ein Interview mit einer im Akutkrankenhaus tätigen Ergotherapeutin geführt:

Nr.	Geschlecht	Alter	Berufserfahrung	Klinikart	Tätigkeitsfeld
16	Frau	53	30 Jahre	Krankenhaus der Maximalversorgung	Ergotherapie

Schließlich wurden in den Interviews mit den Pflegekräften häufiger interprofessionelle Konflikte artikuliert, weshalb nach den Interviews mit den Pflegekräften additiv zum eigentlich geplanten Sampling zwei weitere Interviews mit Personen aus dem ärztlichen Dienst geführt wurden:

Nr.	Geschlecht	Alter	Berufserfahrung	Klinikart	Tätigkeitsfeld
17	Frau	23	0 Jahre	Universitätsklinik	Medizinstudierende im 12. Fachsemester
18	Mann	30	4,5 Jahre	Universitätsklinik	Assistenzarzt Intensivstation

4.1.2 Geschlecht der Pflegekräfte

Im Blick auf das angegebene Geschlecht werden rund 82 Prozent der sozialversicherungspflichtig Beschäftigten Pflegekräfte in Deutschland seitens des Statistischen Bundesamtes der Kategorie Frau zugeordnet.[2] Das gewählte Sampling bildet die Proportionalität der Geschlechterverteilung nahezu ab (80 % Frauen (n = 12); 20 % Männer (n = 3)).

4.1.3 Alter der befragten Pflegekräfte

Das Alter der interviewten Pflegekräfte lag bei den Frauen zwischen 28 bis 63 Jahren (Durchschnittsalter: 48 Jahre) und bei den Männern zwischen 34 und 48 Jahren (Durchschnittsalter: 43 Jahre). Schon heute sind fast 30 Prozent aller Pflegekräfte zwischen 50 und 60 Jahre alt.[3] 22 Prozent gehören jeweils zur Gruppe

[2] Vgl. Statista (2024): Geschlechterverteilung unter den sozialversicherungspflichtigen Beschäftigten in der Pflege und insgesamt in Deutschland im Jahr 2023.

[3] Vgl. Anbosa Personaldienstleistungen.

der 40- bis unter 50-Jährigen und 30- bis unter 40-Jährigen. Nur 15 Prozent sind jünger als 30 Jahre. Etwa 12 Prozent sind 60 Jahre und älter.[4]

Alter	Anzahl	Prozent Statistik[5]	Prozent Sampling
>60 Jahre	2	12 %	13 %
50–60 Jahre	2	30 %	13 %
40–50 Jahre	7	22 %	47 %
30–40 Jahre	2	22 %	13 %
<30 Jahre	2	15 %	13 %

Die Häufung der über 40 Jahre alten Pflegekräfte im gewählten Sampling war der Annahme geschuldet, dass vornehmlich erfahrene (i.S. von ältere) Pflegekräfte advokatorisch handeln würden.

4.1.4 Berufserfahrung der Pflegekräfte

Auch wenn Benner explizit darauf hinweist, dass Berufserfahrung nicht automatisch Expertise bedeutet, war angesichts der literaturgestützten Annahmen davon ausgegangen worden, dass Pflegekräfte eher eine ausgeprägte professionelle Identität herausgebildet haben und zu einem advokatorischen Handeln neigen, wenn sie über ein Mehr an Berufserfahrung verfügen.[6] Das Spektrum an Erfahrung der befragten Pflegekräfte bewegte sich zwischen sechs und vierzig Jahren (vgl. Abb. 4.1).:

Die Mehrheit der befragten Pflegepersonen verfügte über eine Berufserfahrung von 14 bis zu 40 Jahren. Eine Pflegekraft erfüllte mit ihrer sechsjährigen Berufserfahrung (inklusive Ausbildungszeit) nicht die zuvor festgelegten Kriterien für das Sampling. Diese Person wurde aufgrund ihrer besonders ausgeprägten Empathiefähigkeit von einem Gatekeeper empfohlen. Da aus den literaturgestützten Annahmen hervorging, dass advokatorisch handelnde Pflegekräfte u. U. über eine besondere Empathiefähigkeit verfügen (vgl. Kapitel 3), wurde diese Pflegekraft in das Sampling aufgenommen.

---

[4] Vgl. Anbosa Personaldienstleistungen.

[5] Vgl. Statistisches Bundesamt (2023): Gesundheitspersonal nach Altersgruppen 2023.

[6] Vgl. Benner, P. (1982): From Novice to Expert: 407.

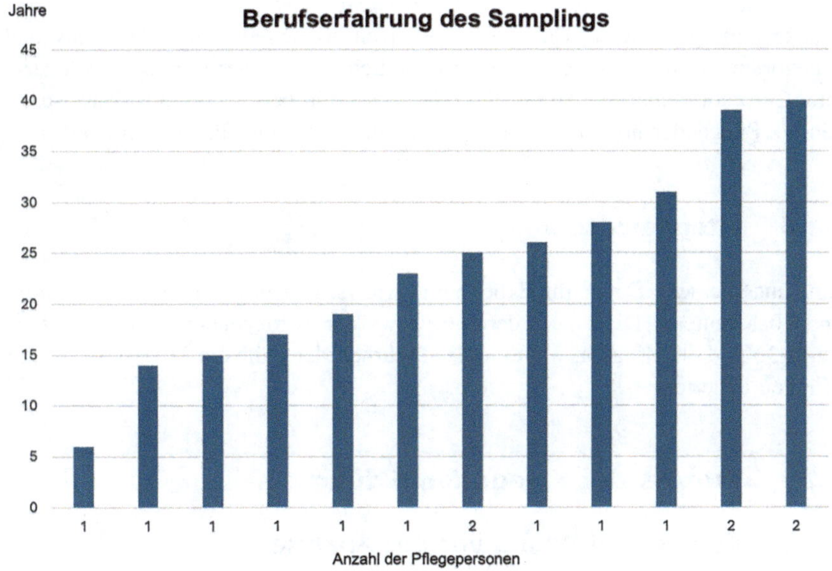

Abb. 4.1 Berufserfahrung der befragten Pflegekräfte in Jahren

4.1.5 Klinikart und Tätigkeitsfeld der Pflegekräfte

Entsprechend dem Leistungsspektrum resp. den Spezialisierungen werden in Deutschland die Krankenhäuser so genannten Versorgungsstufen zugeordnet. Je nach Bundesland werden dazu drei oder vier Stufen unterschieden. Wählt man die Versorgungsstufen Grund- und Regelversorgung, Schwerpunktversorgung und Maximalversorgung und Spezialkliniken wie Psychiatrie und Gerontopsychiatrie, zeigt sich im Blick auf das Sampling folgende Verteilung:

Versorgungsstufe / Klinikart	Anzahl der Studienteilnehmer
Grund- und Regelversorgung	2
Schwerpunktversorgung	1
Maximalversorgung	9
Psychiatrie	2
Gerontopsychiatrie	1

Die Häufung in der Kategorie Maximalversorgung ist dem Zufall resp. den Gatekeepern geschuldet. Unbenommen davon weisen die Interviews aus den Kategorien Grund- und Regelversorgung, Schwerpunktversorgung, Psychiatrie und Gerontopsychiatrie darauf hin, dass es sich bei einem advokatorischen Einsatz Pflegender um ein versorgungsstufenunabhängiges Phänomen handelt.

4.1.6 Interviewdauer

Eine angemessene Dauer für Experteninterviews liegt in der Regel zwischen 60 und 90 Minuten.[7] Die Dauer der Interviews der vorliegenden Studie lag zwischen 36 und 80 Minuten, wobei in der Mehrheit der Fälle ein Interview etwa 55 Minuten dauerte.

4.2 Prozess der Kategorienbildung

4.2.1 Kategorienbildung vor der Analyse

Im Rahmen der vorliegenden Untersuchung wurde geprüft, (1) was Pflegende unter advokatorischem Handeln verstehen; (2) ob, aus welchen Motiven, in welchen Situationen und zu welchen Konsequenzen sie advokatorisch für Pflegebedürftige und/oder deren Angehörige tätig werden; (3) welche advokatorischen Strategien zum Einsatz kommen; (4) welche Bedingungen sich als hilfreich oder problematisch für advokatorisches Pflegehandeln erweisen und ob Pflegende (5) zur advokatorischen Verwirklichung interprofessionelle Konflikte mit Ärztinnen und Ärzten in Kauf nehmen. Aus diesen Forschungsfragen wurden folgende Kategorien deduktiv bestimmt:

Bezeichnung der Kategorie	Beschreibung der Kategorie
Verständnis	Zu Beginn des Interviews erläutert die interviewte Person in einem ersten Anlauf, was sie unter advokatorischem Handeln in der Pflege grundsätzlich versteht.
Entscheidung	Die interviewte Person berichtet über den Entschluss, advokatorisch tätig zu werden.

(Fortsetzung)

[7] Vgl. Gläser, J./Laudel, G. (^{4}2010): Experteninterviews und qualitative Inhaltsanalyse: 162.

(Fortsetzung)

Bezeichnung der Kategorie	Beschreibung der Kategorie
Handlungsmotiv	Innerer Beweggrund oder -gründe, aufgrund dessen sich die interviewte Person dazu entschließt, advokatorisch zu handeln.
Anforderungssituation	Äußere Anforderungsituation, in der die interviewte Person explizit oder unaufgefordert advokatorisch für Pflegebedürftige und/oder deren Angehörige tätig wird.
Konsequenz	Folgen advokatorischen Handelns für die interviewte Person.
Strategie	Advokatorische Vorgehensweise der interviewten Person zu Gunsten von Patienten und/oder deren Angehörige.
Hilfreiche Bedingung	Umstände, die advokatorisches Handeln für die interviewte Person erleichtern und/oder fördern.
Hinderliche Bedingung	Umstände, die advokatorisches Handeln der interviewten Person verhindern und/oder erschweren.
Interprofessioneller Konflikt mit dem ärztlichen Dienst	Spezifische Konsequenz advokatorischen Handelns, die zu einem Konflikt mit Ärzt:innen führt. Der advokatorische Einsatz der interviewten Person trifft auf andere Einstellungen, Erwartungen, Interessen, Meinungen oder Wertvorstellungen des ärztlichen Dienstes

4.2.2 Induktive Kategorienbildung auf der Grundlage der Interviewtransskripte

a) Induktive Kategorienbildung aus einer Teilmenge

Die induktive Kategorienbildung am Material wurde in Anlehnung an Kuckartz/ Rädiker an einer Teilmenge der Daten vorgenommen.[8] Dazu wurde zunächst jedes zweite Interview mit den Pflegekräften (Interview-Nr. 2, 4, 6, 8, 10,

[8] Vgl. Kuckartz, U./Rädiker, S. ([5]2022): Qualitative Inhaltsanalyse: 91 f.

12, 14) gesichtet. Aus den diversen Interviewpassagen[9] erwuchs ein weiteres Erkenntnisinteresse, ob Berufserfahrung, fachliche Kompetenz und Selbstsicherheit allein hilfreiche Faktoren advokatorischen Handelns seien und angesichts dessen advokatorisches Handeln in der Phase pflegerischer Primärqualifizierung nicht praktiziert wird. Darüber hinaus wurden bereits vorhandene deduktive Kategorien im Zuge der ersten Teilmengensichtung konkretisiert. Die Kategorie *Entscheidung* wurde explizit in den Interviews 8, 10 und 14 benannt – dort im Kontext der *Motivation* zum advokatorischen Handeln. Folglich wurde die ursprünglich deduktiv identifizierte Kategorie *Entscheidung* als Teilaspekt der Kategorie *Motivation* gefasst. Die Reihenfolge der Kategorien wurde zudem sachlogisch leicht verändert: die *Konsequenzen* folgen auf die Kategorie *Strategie*. Die Kategorie *interprofessioneller Konflikt mit dem ärztlichen Dienst* wurde in *interprofessionelle Zusammenarbeit mit dem ärztlichen Dienst* umformuliert, da es in den Interviewaussagen nicht nur um Konflikte ging. Es zeigte sich, dass auch Aspekte benannt wurden, die sich positiv auf das Miteinander von Pflegefachkräften und Ärzt:innen auswirkten, oder Beispiele positiven Zusammenwirkens geschildert wurden. Nach der ersten Teilmengensichtung stellte sich das Kategoriensystem wie folgt dar:

Bezeichnung der Kategorie	Beschreibung der Kategorie
Verständnis	Die interviewte Person erläutert in einem ersten Anlauf, was sie unter advokatorischem Handeln in der Pflege grundsätzlich versteht.
Handlungsmotiv	Innerer Beweggrund, aufgrund dessen sich die interviewte Person dazu entschließt, advokatorisch zu handeln.
Strategie	Advokatorische Vorgehensweise der interviewten Person zu Gunsten von Patienten und/oder deren Angehörige.
Hilfreiche Bedingung	Umstände, die advokatorisches Handeln für die interviewte Person erleichtern und/oder fördern.
Hinderliche Bedingung	Umstände, die advokatorisches Handeln der interviewten Person verhindern und/oder erschweren.

(Fortsetzung)

[9] Vgl. Interview 2, 418–432; vgl. Interview 4, 138–147.186–189.195–204.525–532; vgl. Interview 6, 131–133.161–179.373–382.613–624; vgl. Interview 8, 219–225.228–232.244–251.653–666; vgl. Interview 10, 84–85. 390–395; vgl. Interview 14, 323–330.

(Fortsetzung)

Bezeichnung der Kategorie	Beschreibung der Kategorie
Konsequenz	Folgen advokatorischen Handelns für die interviewte Person
Interprofessionelle Zusammenarbeit mit dem ärztlichen Dienst	Förderliche und hinderliche Momente in der Zusammenarbeit von Pflegenden und ärztlichem Dienst im Zuge advokatorischen Handelns der Pflege für Patienten und/oder deren Angehörige.

b) Neubildung weiterer Kategorien aus der zweiten Teilmenge der Interviewtransskripte

Im Zuge der zweiten Durchsicht der verbleibenden Interviewtranskripte mit den Pflegekräften (Nr. 1, 3, 5, 7, 9, 11, 13, 15) wurden vor dem Hintergrund der gewonnenen Erkenntnisse aus dem ersten Analysedurchgang weitere Kategorien bzw. Konkretionen identifiziert und/oder modifiziert. Zwischen *Anforderungssituation* und *Vorgehensweise* wurde (wieder) die Kategorie *Handlungsentschluss* eingebettet, da zur Realisierung von Werten im Angesicht einer Anforderungssituation der konkrete Entschluss zum Handeln dazukommen muss. Als Triebfeder wirkt hier der Wunsch nach Übernahme von Verantwortung, der auch mit starken Emotionen verbunden sein kann. Die Kategorie *Konsequenzen* wurde in *Auswirkungen* umbenannt, da dieser Begriff zutreffender die Effekte eines (Nicht)Handelns wiedergibt. Angesichts dessen wurde auch die Konkretion *Erleben von Selbstwirksamkeit* aus der Kategorie *Hilfreiche Bedingungen* der Kategorie *Auswirkungen* zugeordnet, da hier zutreffender im Sinne einer Folge aufgehoben. Des Weiteren erfolgte eine Umbenennung der Kategorie *Strategie* in *Vorgehensweise*, da sich in den relevanten Interviewsequenzen Hinweise zeigten, die nicht immer von einem genauen Plan für ein Handeln zeugten, der alle Faktoren von vornherein einzukalkulieren sucht. Die Bezeichnung *Vorgehensweise* scheint auch zutreffender, da der Begriff allgemeiner die Art und Weise bezeichnet, wie jemand handelt. Darüber hinaus wurde in den Interviews deutlich, dass es nicht nur einer oder mehrerer personaler *Voraussetzungen* bedarf, um advokatorisch erfolgreich(er) handeln zu können, sondern auch der *Selbstsorge* zur Bewältigung advokatorischer Herausforderungen. Mit Hilfe des so definierten Kategoriensystems erfolgte eine erneute Sichtung und Zuordnung der ersten Teilmenge (Interview-Nr. 2, 4, 6, 8, 10, 12, 14) und eine weitere Operationalisierung der Kategorien in Subkategorien.

d) Finales Kategoriensystem

Das finale Kategoriensystem stellt sich mit seinen identifizierten Subkategorien wie folgt dar:

Kategorie und Beschreibung	Subkategorien
Verständnis Die interviewte Person erläutert in einem ersten Anlauf, was sie unter advokatorischem Handeln in der Pflege grundsätzlich versteht.	· Interessenvertretung von Patienten · Wahrung von Autonomie · Bedürfnisorientierung · Ressourcenorientierung · Interessenvertretung von Angehörigen
Voraussetzungen Förderliche personale Bedingungen für ein advokatorisches Handeln.	· Fachliche Kompetenz · Faktenwissen · Kenntnis von Werten, Sorgen, Fragen, Vorstellungen oder Bedürfnissen der Zielgruppe · Kommunikative Fähigkeiten · Atmosphäre des Vertrauens · Positives Betriebsklima · Berufserfahrung · Standing · Mut
Handlungsmotiv Innerer Beweggrund, aufgrund dessen sich die interviewte Person dazu entschließt, advokatorisch zu handeln.	· Realisierung persönlicher Werte · Zugang von Patienten zu Diensten und Durchsetzung von Rechten, die sie sonst nicht bekommen würden, und die ihr Wohlbefinden fördern · Verbesserung der Patientenversorgung · Stellvertretende Verbalisierung von Patientenanliegen · Entlastung von Teammitgliedern · Ausgleich eines Informations- und/oder Verständnisdefizits von Eltern minderjähriger Patienten · Schutz von Patienten · Bedürfnisadressierung von Angehörigen
Anforderungssituation Umstände, die die interviewte Person explizit oder unaufgefordert zum advokatorischen Handeln für Pflegebedürftige und/oder deren Angehörige bewegen.	· Demographische Entwicklung und wachsender Pflegebedarf · Kulturelle Vielfalt · Singularisierungstendenzen · Medizinische Behandlungsfehler · Förderung des Wohlbefindens von Patienten · Verbesserung der Patientenversorgung · Patientenschutz · Bedürfnisadressierung von Angehörigen

Kategorie und Beschreibung	Subkategorien
Handlungsentschluss Konkreter Handlungsentschluss zur Realisierung von Werten angesichts einer Anforderungssituation.	· Übernahme von Verantwortung · Emotionen
Vorgehensweise Konkrete Maßnahmen der interviewten Person zur Bedürfnisadressierung für Patienten und/oder deren Angehörige und/oder zur Realisierung eigener Werte und (Berufs)Pflichten.	· Maßnahmen zur Schaffung einer Atmosphäre des Vertrauens · Maßnahmen zur Schaffung eines positiven Betriebsklimas · Maßnahmen zur Ermöglichung des Zugangs von Patienten zu Diensten und Durchsetzung von Rechten, die sie sonst nicht bekommen würden, und die ihr Wohlbefinden fördern · Maßnahmen zur Verbesserung der Patientenversorgung · Maßnahmen zur stellvertretenden Verbalisierung von Patientenanliegen · Maßnahmen zur Entlastung von Teammitgliedern · Maßnahmen zum Ausgleich eines Informations- und/oder Verständnisdefizits von Eltern minderjähriger Patienten · Maßnahmen zum Patientenschutz · Maßnahmen zur Bedürfnisadressierung von Angehörigen
Hilfreiche Bedingungen Umstände, die advokatorisches Handeln für die interviewte Person erleichtern und/oder fördern.	· Intrapersonale Faktoren · Interpersonale Faktoren · Kontextuelle Faktoren
Hinderliche Bedingungen Umstände, die advokatorisches Handeln der interviewten Person verhindern und/oder erschweren.	· Institutionelle Faktoren · Psychologische Faktoren
Auswirkungen Folgen für die advokatorisch handelnde und nicht handelnde Pflegekraft.	· Positive Auswirkungen · Negative Auswirkungen · Moral Distress

(Fortsetzung)

(Fortsetzung)

Kategorie und Beschreibung	Subkategorien
Interprofessionelle Zusammenarbeit mit dem ärztlichen Dienst Förderliche und hinderliche Momente in der Zusammenarbeit von Pflegenden und ärztlichem Dienst im Zuge advokatorischen Handelns der Pflege für Patienten und/oder deren Angehörige.	· Faktoren gelingender interprofessioneller Zusammenarbeit · Herausforderungen interprofessioneller Zusammenarbeit · Wege konstruktiver interprofessioneller Zusammenarbeit
Selbstsorge Bewusste und aktive Sorge um das eigene Wohlbefinden	· Psychische Aspekte · Physische Aspekte · Kontextuelle Aspekte

Mit Hilfe dieses Kategoriensystems wurden alle fünfzehn Interviews der Pflegekräfte analysiert. Um darüber hinaus eine Außenperspektive (1) im Blick auf ein advokatorisches (Nicht-)Handeln Pflegender und (2) die interprofessionelle Zusammenarbeit mit dem ärztlichen Dienst einzufangen, werden zum ersten Themenfeld die Perspektive einer im Akutkrankenhaus tätigen Ergotherapeutin und zum zweiten Bereich die Blickwinkel einer Medizinstudentin und eines Assistenzarztes hinzugenommen. Diese drei Interviews wurden einphasig unter den genannten Kategorien gesichtet.

5 Ergebnisdarstellung

In diesem Teil der Untersuchung werden die Ergebnisse aus den analysierten Interviews im Blick auf die literaturgestützten Annahmen und die gewonnenen induktiven Erkenntnisse dargestellt. Die Ergebnisse gelten dabei für das Setting Akutkrankenhaus und nicht für die ambulante oder stationäre Langzeitpflege. Zum Abschluss werden die gewonnenen Einsichten in einer Definition und Theorie advokatorischen Pflegehandelns im Akutkrankenhaus zusammengeführt.

5.1 Präsentation der Ergebnisse im Blick auf die literaturgestützten Annahmen

In einem ersten Schritt wird untersucht, ob sich die in Kapitel 2 identifizierten Argumente oder Anforderungssituationen für einen advokatorischen Einsatz Pflegender auch in den Interviews finden lassen (Abschnitt 5.1.1). Im Anschluss daran folgen Befunde aus den Interviews die zu den Kategorien *Verständnis advokatorischen Handelns* (Abschnitt 5.1.2), *personale Voraussetzungen advokatorischen Handelns* (Abschnitt 5.1.3) und *Vorgehensweisen* (Abschnitt 5.1.4) aus den analysierten Pflegelehrbüchern und dem Scoping-Review in Beziehung gesetzt werden. Dabei vertieft ein kurzer Exkurs mit zwei Fallarbeiten aus der Primärqualifizierung die Frage nach den personalen Voraussetzungen advokatorischen Pflegehandelns.

F. Knoll, *Dem Menschen eine Stimme geben*,
https://doi.org/10.1007/978-3-658-52255-1_5

5.1.1 Anforderungssituationen advokatorischen Handelns

Im ersten Kapitel wurden literaturgestützte Anforderungssituationen beschrieben, die eine advokatorische Sensibilität und einen advokatorischen Einsatz Pflegender erfordern können. Dazu zählten (1) Herausforderungen aus der demographischen Entwicklung und einem wachsenden Pflegebedarf; (2) Herausforderungen aus einer wachsenden kulturellen Vielfalt; (3) Herausforderungen aus gegebenen gesellschaftlichen Singularisierungstendenzen und (4) Herausforderungen angesichts medizinischer Behandlungsfehler. Nachfolgend werden Interviewbelege zu den jeweiligen Anforderungssituationen advokatorischen Handelns angeführt.

a) Demographische Entwicklung und wachsender Pflegebedarf
Rückschlüsse darauf, dass die demographische Entwicklung der Bevölkerung in Deutschland einen wachsenden Pflegebedarf und ein advokatorisches Handeln Pflegender nach sich ziehen können, lassen sich aus Interviewpassagen zur Bedürfnisorientierung ziehen. Zudem können Pflegende zur Verbalisierung von Anliegen dieser vulnerablen Personengruppe zu einem Sprachrohr werden. Ebenso ist ein vermittelnder Einsatz für geeignete(re) Behandlungsoptionen möglich. In diese Richtung äußert sich eine Fachkrankenschwester der Neurologie und Stroke Unit wie folgt:

> „Und oft ist es zum Beispiel so wenn man jetzt überlegt dass der Patient ein sehr sehr hohes Alter hat und er zum Beispiel aus dem Pflegeheim kommt keine Angehörigen mehr hat was ja oft in dem Alter wenn die über neunzig sind ja auch oft ist es gibt ja mittlerweile auch viele die einfach keine Kinder haben und dann alleine sind die Ehefrau ist dann schon verstorben alleine sind (.) wo wir oft sagen *Würden wir das für unsere Eltern wollen?*"[1]

b) Herausforderungen durch eine wachsende kulturelle Vielfalt
Die kulturelle Vielfalt in Deutschland erfordert nicht nur eine kultur- und sprachsensible Pflege, sondern auch Kompetenzen zur Beachtung religiöser oder spiritueller Erfordernisse, wie die Fachkrankenschwester der Neurologie und Stroke Unit weiter ausführt:

> „Was ja jetzt mit den Jahren jetzt auch verstärkt kommt ist ja auch diese Auseinandersetzung oder diese den das Auseinandersetzen mit anderen Kulturen (...) dazu gehört zum Beispiel auch die Sterbebegleitung eines ausländischen Patienten was ja je nach

[1] Interview 8, 630–635.

Kultur auch ganz andere (..) Formen annimmt als bei uns in Deutschland dass generell auch mit den Kulturen umzugehen. (...) Warum kommt zum Beispiel wenn ein türkischer Patient bei uns liegt das halbe Dorf tatsächlich was für viele unverständlich ist für viele sehr sehr verurteilt wird von von vorneherein da fehlt einfach das Wissen in vielen Situationen."[2]

c) Herausforderungen durch gesellschaftliche Singularisierungstendenzen
Die (bewusste) Entscheidung, als Single zu leben, kann – zumindest potenziell – in einer geringeren sozialen Unterstützung im Krankheitsfall oder bei Altersgebrechen münden. Auf den Mangel einer solchen sozialen Lobby weist eine Fachpflegekraft im Operationsdienst hin:

„Dass ich schon manchmal denke *Ah du Schitte ne jetzt geht da irgendwas los das wird ne OP das geht bestimmt die Wunde wird nicht heilen und wo soll die Patientin HIN dann später? Kann die überhaupt nach HAUSE? Die wird Stomas bekommen. DIE ist schon nicht gut aufgestellt. Ich weiß schon die lebt allEIne* **ähm** *da gibt es nicht viel viel Bekannte oder sowas weil das hat sie mir erzÄHLt so* **ne** das sind so Sachen die für mich dann anspuhlen so **ne** wo ich mir dann **ähm** Sorgen mache oder wo sowas das das geht dann so los dass ich dann Angst bekomme was heißt Angst also denke so *Ach herrje das wird bestimmt so schwierig.*"[3]

d) Herausforderungen durch medizinische Behandlungsfehler
Es gibt Patientinnen und Patienten die nach einer medizinischen Behandlung unter zum Teil massiven gesundheitlichen Einschränkungen leiden und verunsichert darüber sind, ob die Ursache dafür in einem medizinischen Behandlungsfehler zu verorten ist. Medizinische Sachverhalte und Behandlungen sind häufig schwer zu verstehen und nähren daher den Verdacht einer möglicherweise fehlerhaften ärztlichen Behandlung. Betroffene können sich angesichts dessen hilflos und verunsichert fühlen. Da Ärztinnen und Ärzte keinen absoluten Erfolg einer Behandlung garantieren können, ist eine Beurteilung dahingehend schwierig, ob tatsächlich ein Behandlungsfehler vorliegt oder nicht. Im Zuge einer ersten Vergewisserung von Seiten der Patienten und/oder Angehörigen können Pflegekräfte zu ersten Ansprechpartner:innen werden. Über (vermeintlich) medizinische Behandlungsfehler berichtete eine Fachkrankenschwester im Operationsdienst[4]:

[2] Interview 8, 669–677.

[3] Interview 14, 347–355.

[4] P = Pflegeperson; I = Interviewer/Forscher.

P: „Was ich auch erlebt habe (.) ist zum Beispiel Hüftkopfanbohrung es wird gesagt *Denk dran mach keine Lauenstein-Aufnahme* das heißt Bohrer Lauenstein heißt so ein bisschen Bein nach außen drehen und etwas anwinkeln die Hüfte und es wird immer gesagt das darf man dann nicht und es wurde natürlich gemacht und prompt war der Bohrer abgerissen abgebrochen und steckte dann im Hüftkopf fest so und nicht nur dass er da feststeckte sondern er bohrte sich immer weiter REIN und das Ganze artete dann von ner dreiviertel Stunde OP-Plan-Dauer auf 4 Stunden um diesen Hüftkopf (.) um diesen Bohrkopf wieder rauszukriegen."

I: Und wie ist diese Bohrergeschichte da ausgegangen da war doch der ganze Hüftkopf beschädigt

P: (lacht) (.) eEs GING eigentlich sogar noch also es war eigentlich **ähm** der wurde dann mit Hilfe des zugezogenen Unfallchirurgen (lacht) also es waren vorher nur Orthopäden **ähm** wurde der dann **ähm** der ist einmal komplett durch den Hüftkopf geWANDERT und steckte dann oben im Aceptabelum drinn und da konnte man ihn dann rausziehen aber es war SCHWIERIG

I: Aber es ist doch eigentlich Schädigung des

P: Ja ja natürlich klar das ist ne Schädigung der Gelenkfläche gewesen ohne **äh** ja

I: Und das hat man dann da zugenäht und nichts gesagt

P: DAS weiss ich nicht DAS kann ich Ihnen nicht sagen also ich denke mal schon dass der Patient mitgekriegt hat dass seine OP nicht ne dreiviertel Stunde sondern vier Stunden gedauert hat

I: **hm**

P: **ähm** Wie damit umgegangen WURDE weiss ich nicht muss ich ehrlich gestehen **ähm**

I: Ist interessant

P: JA vor allen Dingen **ähm** es wäre ja dann auch noch die Frage dass man das dem Patienten sagt ja *Passen Sie mal auf das ist PASSIERT der ist abgebrochen* aber man kann ja auch sagen *Materialermüdung* man muss ja nicht sagen dass das

I: Dummheit war

P: Dummheit Blödheit auf gut deutsch gesagt und der EINE OP-Pfleger wohlgemerkt noch gesagt hat *Mach es nicht unter Röntgen mach es nicht denk drann – Ja ja* knack (…) das ist halt ein klarer Kunstfehler eigentlich **ne** Fehler vom Arzt."[5]

Eine weitere Pflegekraft berichtet von einem plötzlichen Verschwinden von Dokumenten, die im Zuge eines Prozesses zur Feststellung eines medizinischen Behandlungsfehlers hätten zum Einsatz kommen können:

„Ich hab auch Schauergeschichten erlebt **ähm** auf jeden Fall also wir hatten auch nen gar nicht selten ich weiss gar nicht wie alt der damals so war damals war vierzig ja schon alt der muss so die haben damals ja noch Leberblindpunktionen gemacht wenn

---

[5] Interview 12, 232–239.283–304.307–308.

man sich das heute vorstellt naja und der der ist nach ner Leberblindpunktion verstorben (...) und da gings auch darum dass das im Prinzip so ist dass das juristisch dann schon verfolgt wird und wir hatten ja damals noch nicht die Umkehr der Beweislast und dann fehlten hinterher die ganzen Seiten wir hatten ja in der Übergabe noch Bücher und so wo dann auch beschrieben war wir haben den Arzt angerufen es ging ihm schlechter und so weiter also diese ganzen Sachen die man im Prinzip nachher in nem Prozess hätte verwenden können die waren dann weg (...) ne da kam naja es gab ja nichts mehr und so als dann die Umkehr der Beweislast kam hab ich gedacht oh ja richtig so weil (,) ja weil das kann ja nicht sein also da hab ich das erste Mal so richtig gedacht das ist jetzt total ungerecht dass jetzt also Angehörige nachweisen müssen dass da nen Schaden entstanden ist andersrum da hab ich gesagt ja richtig so und das müsste in viel mehr Fällen in Anspruch genommen werden."[6]

Hinweise über einen tatsächlichen advokatorischen Einsatz zur Aufdeckung medizinischer Behandlungsfehler resp. einer Unterstützung von Patienten in diesem Anliegen finden sich in den Interviews allerdings nicht. Dieser Befund legt nahe, dass ein (anonymes) Aufdecken medizinischer Behandlungsfehler durch Pflegepersonal eher dem Bereich des ‚Whistleblowing' als einem originär advokatorischen Pflegehandeln zu verorten wäre. Hier besteht weiterer Forschungsbedarf.

5.1.2 Verständnis advokatorischen Handelns

Im Blick auf eine Definition advokatorischen Handelns wurden in den Pflegelehrbüchern und analysierten Studien überwiegend Aspekte expliziert, die einer strategischen Ebene zuzurechnen sind (z. B. Interventionen). Allein die Aussage „Handeln im Namen und besten Interesse von Patienten, wenn diese nicht dazu in der Lage sind"[7] beschreibt advokatorischen Handeln im engeren Sinn. Ähnlich bringt es eine Pflegeperson aus der Gerontopsychiatrie ins Wort:

„Ja also ich würd sagen, primär gings mir darum, dass ich quasi für die Interessen des Betroffenen einstehe, dass ich mich quasi für die Interessen des Betroffenen einsetze."[8]

---

[6] Interview 7, 547–551.553–558.562–566.

[7] Ergebnis aus der Literaturanalyse (siehe Kapitel 3): "Acting on behalf / best interests of patients when they are unable."

[8] Interview 3, 10–12.

Eine Pflegefachfrau aus der Frührehabilitation spezifiziert advokatorisches Handeln im Blick auf ihr Klientel wie folgt:

> „Also dass ich (räupert sich) für den Patienten eintrete für alle möglichen Belange **äh** wenn er **äh** diese nicht mehr selber wahrnehmen kann also zum Beispiel er kann die Finger nicht bewegen kann nicht selber telefonieren **ähm** braucht nen dringendes Gespräch klärendes Gespräch mit der Tochter und möchte diese erreichen dann unterstütz ich ihn dass er dass er **äh ähm** dazu KOMMT dass er für sich dieses dringliche Gespräch führen kann also um eine Klärung zu schaffen oder wenn ich den Eindruck hab im TEAM **ähm** in gewisser Bereich ein persönlicher Bereich des Patienten wird nicht wahrgenommen der ihm aber sehr wichtig ist dass ich dann für ihn eintrete gegenüber Arzt oder anderen Berufsgruppen und des dann stellvertretend vermittle oder Sorgen Ängste anbrINGE und auch dahinter bleibe dass des für den Patienten zufriedenstellend geklärt wird ja also ich glaub das ist ziemlich breit gefächert.“[9]

Eine Kinderintensivpflegekraft erweitert ein solches Verständnis um die Dimension der Berücksichtigung des mutmaßlichen Willens, dessen Eruierung besondere Empathie erfordert:

> „Ich versteh darunter, dass man für seine Patienten auch eintritt, für die für die also, dass man glaubt, die Meinung zu kennen und da und die Patienten können ja nicht sprechen meistens bei uns ob sie jetzt zu klein sind oder intubiert sind dass man dann in deren wie sag ich das in deren Meinung was man meint was die Patienten jetzt am meisten brauchen dass man das für sie macht.“[10]

Ähnlich drückt es der Leiter einer Intensivstation aus:

> „Der Pflegende ist ja letztendlich auch derjenige der den Patienten am besten kennt während seines Aufenthalts hier und vielleicht auch die Situation des Zupflegenden GUT einschätzen kann vielleicht besser als jemand der nur Momentaufnahmen hat und dementsprechend auch versuchen kann wenn die Möglichkeiten bestehen und wenn es gewünscht ist auch so nen bisschen der Fürsprecher für den Patienten zu werden und für ihn halt auch als Vertreter **äh** aufzutreten gegenüber anderen Berufsgruppen aber auch gegenüber AngeHÖRIGEN die ja auch immer alle nur Momentaufnahmen dieses Aufenthaltes haben und ich sehe schon auch den Pflegenden auch ein Stück weit als Vertreter seiner Patienten die er in dem Moment hat.“[11]

Eine andere Pflegekraft unterstreicht die Wahrung der Autonomie des Patienten im Zuge advokatorischen Handelns:

---

[9] Interview 4, 10–27.

[10] Interview 5, 6–10.

[11] Interview 9, 12–21.

> „Im Prinzip ist es ja so dass ich in der Pflege im Interesse des Patienten handeln möchte also im Prinzip also ich kann ja eigentlich in dem Moment wo ich gegen den Willen des Patienten handle schon gar nicht mehr für ihn handeln und deswegen ist das so für mich diese Unterstützung Dinge die er selber für sich nicht mehr regeln kann dass ich dann in der Form dann einspringe dass ich diese Dinge für ihn übernehme.“[12]

Eine onkologische Fachpflegerin erweitert das Moment der Interessenswahrung anvertrauter Menschen insbesondere gegenüber dem ärztlichen Dienst, den Angehörigen oder anderen Bevollmächtigten:

> „Was ich darunter verstehen würde wäre, dass ich mich für den Patienten einsetze wenn der es nicht mehr kann oder ihn unterstütze seine Interessen durchzusetzen gegenüber den Ärzten vielleicht auch gegenüber seinen Angehörigen wenn er etwas möchte was die Angehörigen aber nicht möchten und wenn der Patient vielleicht einen Bevollmächtigten hat dann im Interesse des Patienten mich auch mit diesem Bevollmächtigten auseinanderzusetzen je nachdem was es für ein Problem gibt und halt vor allen Dingen gegenüber den Ärzten dass man da das Interesse des Patienten vertritt.“[13]

Noch pointierter bringt es eine Intensivpflegekraft auf den Punkt:

> „Ich finde der Mensch der quasi die Pflegekraft die eingeteilt ist für GENAU diese zwei Patienten oder diese DREI Patienten ist der einzige Fürsprecher den dieser Patient gerade hat wenn WIR nicht für unsere Patienten sorgen als Pflegekräfte und auch Richtung Ärzte dafür sorgen dass entsprechende Therapien stattfinden oder dass sie auf Dinge aufmerksam gemacht werden und so weiter und so fort WER dann.“[14]

Eine weitere Pflegekraft bringt das Moment der Ressourcen ins Spiel:

> „Dabei auch zu überLEGEN, wie ich die Ressourcen des Betroffenen EINbringen kann bzw. achten kann oder unterstützen kann und sein Umfeld soweit einbeziehe, wie es ihm nützt.“[15]

Schließlich versteht die stellvertretende Leitung einer Intensivstation auch die Angehörigen selbst als mögliche Zielgruppe advokatorischen Handelns seitens der Pflege:

---

[12] Interview 12, 36–41.

[13] Interview 13, 39–46.

[14] Interview 15, 324–328.

[15] Interview 1, 11–13.

> „Ich bin für den Patient verantwortlich also bin ich auch mit für sie verantwortlich also muss ich nach ihr schauen muss ich nach ihr sehen und und versuchen dass das Ganze einfach erträglich ist es sowieso nicht deswegen erträglich kann mans nicht gestalten aber man kann es so gestalten dass die Angehörigen sich mitgenommen fühlen und vielleicht ein bisschen aufgehoben fühlen.“[16]

5.1.3 Personale Voraussetzungen advokatorischen Handelns

Unter einer Voraussetzung wird grundsätzlich ein Sachverhalt verstanden, der gegeben sein muss, bevor ein anderer Vorgang eintreten kann. Bei den personalen Voraussetzungen advokatorischen Handelns dreht es sich folglich um Bedingungen, die seitens der Pflegekraft gegeben sein müssen, damit sie angemessen und erfolgreich(er) advokatorisch tätig werden kann.

a) Fachliche, kulturelle und kommunikative Kompetenzen

In den analysierten Pflegelehrbüchern und als Ergebnis des Scoping-Reviews werden als Voraussetzungen advokatorischen Handelns (1) die fachliche Kompetenz, (2) das Faktenwissen über den Patienten, (3) die Kenntnis von Werten, Sorgen, Fragen, Vorstellungen und Bedürfnisse der Patienten sowie (4) die Kommunikationsfähigkeiten seitens der Pflegekraft genannt. Im Blick auf die fachliche Kompetenz hält ein gerontopsychiatrischer Fachpfleger fest:

> „Wenn man natürlich Fachpfleger IST dann möchte man ja auch irgendwie **äh** schauen ob ma aus dieser Werkzeugkiste wenn man so will irgendwas rausnehmen kann und vielleicht sich auch nen bisschen abheben **ja** um den Kollegen vielleicht zum Zeigen **äh** diese Fachweiterbildung des is auf jeden Fall ne gute Sache.“[17]

Der Leiter einer Intensivstation subsummiert unter der fachlichen Kompetenz auch das Faktenwissen über die Patienten:

> „Also ich kenne die Patienten nicht persönlich wenn ich sage ich kenne sie kenne ich sie aus Sicht einer Stationsleitung ich weiss warum der Patient bei uns (...) ich weiss der Grund warum sie bei mir sind bei allen ich weiss was sie bis sie zu mir gekommen sind grob für nen für nen Verlauf hatten ich weiss was ihnen bei mir auf der Station bisher wiederfahren ist oder wie es ihnen da bisher erging ich weiss wie der **äh** Zustand aktuell morgens ist bei der Visite und auch mittags (...) ich kenne sie in

[16] Interview 15, 12–21.

[17] Interview 3, 225–229.

ihrem in ihrem **äh** in ihrem Verlauf und ich kenne das vermeintliche Problem oder die Problematik weshalb sie überhaupt bei mir sind."[18]

Über das medizinische und pflegerische Faktenwissen hinaus ist zum advokatorischen Handeln eine Kenntnis der Werte, Sorgen, Fragen, Vorstellungen und Bedürfnisse der entsprechenden Adressaten angezeigt:

„Daraufhin haben die Pflegenden gesagt das ist auch nicht unser Anliegen dass wir dieser Frau jetzt irgendwie verhelfen zu sterben sondern es geht einfach darum mit dieser Frau gemeinsam herauszubekommen **ähm** wie könnte es denn gehen dass sie ihr Leben ich sag mal weiterleben möchte **ähm** aber eben nicht unter diesen Umständen eventuell."[19]

Dies gilt gerade im Blick auf eine kultursensible Pflege:

„Was ja jetzt mit den Jahren jetzt auch verstärkt kommt ist ja auch diese Auseinandersetzung oder diese den das Auseinandersetzen mit anderen Kulturen was ich finde auch ein wichtiges Thema mittlerweile in der Pflege sein sollte **ähm** dazu gehört zum Beispiel auch die Sterbebegleitung eines ausländischen Patienten was ja je nach Kultur auch ganz andere **äh äh** Formen annimmt als bei uns in Deutschland dass generell auch mit den Kulturen umzugehen."[20]

Als weitere Voraussetzung advokatorischen Handelns werden in der analysierten Literatur eigens kommunikative Fähigkeiten der Pflegeperson genannt. Sie sind nicht nur bei der Eruierung der Anliegen von Patienten und/oder deren Angehörige hilfreich, sondern auch im Blick auf eine interprofessionelle Zusammenarbeit mit dem ärztlichen Dienst:

„Es hilft ja **äh** bei der Entscheidungsfindung häufig grade wenn man das Gegenüber so nen bisschen kennt und viele Ärzte sind halt so gestrickt wenn man sie so nen bisschen versucht in die Richtung zu bewegen oder sie die Entscheidung treffen die man selbst vielleicht herbeiführen möchte ihnen aber diese Entscheidungsfreiheit lässt also wenn mir jemand die Pistole auf die Brust setzt kann man auch davon ausgehen dass ich erstmal NEIN sage aber wenn man sich wenn es nachvollziehbar schlüssig ist und man sich darauf vorbereitet und sich vielleicht vorher überlegt wann ein guter MOMENT ist sowas zu sagen (...) bis dahin auch wirklich den Weisungen der mir Weisungsbefugten halt auch nachgehe und nicht sage jetzt muckle ich rum weil ich

[18] Interview 9, 537–538.540–544.548–550.

[19] Interview 7, 59–63.

[20] Interview 8, 669–674.

das nicht will und dann wird man das ist meine Erfahrung dann wird man auch ernst genommen."[21]

b) Mehrjährige Berufserfahrung

Hinsichtlich der Auswahl des Samplings wurde als ein Kriterium eine ‚mehrjährige Berufserfahrung' vorab festgelegt. Es wurde davon ausgegangen, dass für eine erfolgreiche Umsetzung der in den Pflegelehrbüchern und im Scoping-Review identifizierten advokatorischen Pflegestrategien eine mehrjährige Berufserfahrung erforderlich wäre.[22] Eine solche Erfahrung wurde mit dem Vorhandensein fachlicher, kultureller und kommunikativer Kompetenzen gleichgesetzt. Eine Fachkrankenschwester der Neurologie und Frührehabilitation konstatiert:

> „Ich einfach aus der ERFAHRUNG ja Erfahrung also Krankheitsbild und Erfahrung und ich den Eindruck habe (räuspert sich) **äh** der könnte des und des haben aus der ErfAHRUNG."[23]

Eine Fachkrankenschwester der Neurologie und Stroke Unit stellt rückblickend auf ihre Zeit nach Abschluss ihrer Pflegeausbildung als Zwanzigjährige fest:

> „Da war ich einfach **ähm** glaube ich menschlich von der Berufserfahrung noch nicht soweit um **ähm** da in jeder Situation klar Stellung zu beziehen."[24]

Umgekehrt formuliert es eine Fachkrankenschwester der neonatologischen Intensivstation:

> „Wenn jetzt eine 22-Jährige dasteht und sagt *Nein nicht* und der Arzt ist vielleicht fünfundreißig oder annähernd vierzig dann würde ich sagen ist das ein Problem."[25]

Schließlich zeigt sich eine Intensivpflegekraft davon überzeugt, dass ein erworbenes Standing erforderlich ist, d. h. ein gewisses Ansehen auf der Station, um Patientenanliegen gegenüber dem ärztlichen Dienst Geltung zu verschaffen:

---

[21] Interview 9, 294–302.305–308.

[22] Vgl. Interview 4, 186–189; vgl. Interview 8, 219–221; vgl. Interview 10, 393–395; vgl. Interview 14, 324–330; vgl. Interview 15, 230–232.319–322.

[23] Interview 4, 186–189.

[24] Interview 8, 219–221.

[25] Interview 10, 393–395.

> „Man musste wirklich zur Visite musste man dann halt wirklich gucken dass man da is und da nen Standing hat oder halt eben nicht ansonsten wurde man vollkommen ignoriert.“[26]

Diesen Befunden zum Trotz zeigte sich in den berufsbiographischen Phasen der Experteninterviews bei zwei Pflegefachpersonen, dass die Befragten nicht erst als Berufserfahrene, sondern bereits in jüngeren Lebens- resp. Berufsjahren advokatorisch handelten. Der erste Hinweis darauf fand sich in einem Interview mit einer 28-jährigen Kinderintensivpflegekraft, die im Blick auf ihre dreijährige Berufserfahrung nach dem Examen eigentlich nicht das Kriterium einer mehrjährigen Berufserfahrung für das Sampling erfüllte. Sie wurde dennoch interviewt, weil sie wegen ihrer ausgeprägten Empathie von einem Gatekeeper sehr empfohlen wurde. Angesichts folgender Interviewpassage wurde der Faktor Berufserfahrung als essenzielle Voraussetzung advokatorischen Handelns in Frage gestellt:

> „Als achtzehn-neunzehn-Jährige (...) da **ähm** hab ich nicht an mich gedacht da hab ich nur an die Kinder gedacht und was die vielleicht BRAUCHEN und hab das vielleicht da so nen bisschen versucht rauszufinden.“[27]

Ähnlich äußert sich eine 62-jährige Pflegekraft einer Intensivüberwachungsstation:

> „Ob ich es immer schon hatte als ich ganz jung war weiß ich nicht aber auf jeden Fall die letzten siebenundzwanzig Jahre wo ich hier bin hatte ich das auf jeden Fall doch kann ich glaube ich schon so sagen.“[28]

Die Befunde deuten darauf hin, dass bei einigen Pflegekräften die akkumulierte Berufserfahrung und ein gewonnenes Standing als hilfreich für ein advokatorisches Handeln erfahren werden. Gleichzeitig gibt es Pflegekräfte, die bereits in jungen Jahren einen advokatorischen Einsatz an den Tag legten. Daraus erwuchs das weiteres Erkenntnisinteresse, ob sich eine breitere Evidenz für die Annahme finden ließe, dass Pflegepersonen bereits in einem früheren Stadium ihrer Berufsbiografie – nämlich während ihrer Primärqualifizierung – advokatorisch tätig sind, auf welche Weise sich ein solches Tun zeigt und wie es sich möglicherweise von jenem advokatorisch handelnder berufserfahrenerer Pflegekräfte unterscheidet.

[26] Interview 6, 396–398.

[27] Interview 5, 108–109.114–116.

[28] Interview 11, 312–314.

Exkurs: Fallarbeiten aus der Primärqualifizierung

Als Methode zur Eruierung advokatorischen Handelns während der Primärqualifizierung wurde die Kasuistik resp. die Analyse von Fallarbeiten gewählt. Dazu wurde Pflegestudierenden im Jahr 2019 ein Leitfaden zur Erarbeitung der Fallarbeiten vorgegeben. Dieser Arbeitsauftrag forderte die Studierenden dazu auf, sich ein Ereignis zu vergegenwärtigen, in der sie nach ihrer persönlichen Einschätzung advokatorisch für Patienten und/oder Angehörige tätig geworden sind – auch wenn sie zu einem solchen Tun nicht verpflichtet gewesen wären. Die schriftliche Ausarbeitung der Struktur der Fallschilderung sollte die jeweiligen Umstände des Wer, Was, Wann, Wo, Warum, Wie und mit welchen Mitteln beinhalten.[29] Es sollte geschildert werde, wie sie sich als Pflegekraft achtsam auf den konkreten, anvertrauten Menschen eingelassen und Verantwortung für eine identifizierte Bedürfnislage übernommen haben. Schließlich sollte evaluiert werden, ob und wie der Bedarf mittels einer konkreten, kompetenten Antwort adressiert werden konnte. Auf diese Weise entstanden 63 Fallarbeiten im Umfang von mindestens 5 bis maximal 12 Seiten. Eine umfassende Darstellung der Analyse und Auswertung dieser Fallarbeiten ist im Rahmen dieser Studie nicht möglich. Zusammenfassend kann jedoch festgehalten werden, dass alle Studierenden über ein ausreichendes Wissen um den Zustand der betreffenden Patienten verfügten. Sie nahmen sich für die Patienten Zeit, ließen sich auf eine zwischenmenschliche Begegnung ein und zeigten sich achtsam für deren Bedürfnisse. Schließlich übernahmen sie Verantwortung und entwickelten im Rahmen ihrer Möglichkeiten als Auszubildende passende Strategien zur Bedürfnisadressierung. Auf diese Weise handelten sie zum Wohl der anvertrauten Menschen. Im Nachgang berichtet die Mehrheit der Studierenden über ein positives Erleben von Selbstwirksamkeit.

Zur exemplarischen Illustration advokatorischen Handelns während der Phase der Primärqualifizierung werden nachfolgend zwei Fallschilderungen präsentiert.[30] In der ersten Schilderung berichtet ein Pflegestudierender über ein Ereignis während seines ersten Ausbildungsjahres. In der Fallschilderung steht der advokatorische Einsatz zum Nicht-Schadens-Prinzip im Vordergrund. Zudem berichtet der Pflegestudierende über die negativen Auswirkungen seines advokatorischen Handelns für sich selbst:

---

[29] Vgl. Rehbock, T. (2005): Fälle oder Prinzipien?: 205.

[30] Die beiden Praxisbeispiele stammen aus der ethischen Fallarbeit mit Studierenden im Bachelorstudiengang Allgemeine Gesundheits- und Krankenpflege der FH Wiener Neustadt (Niederösterreich). Die Zustimmung zur wissenschaftlichen Weiterverarbeitung wurden dem Forscher per E-Mail gegeben.

> „Frau N. (75 Jahre) war eine sehr hilflose ältere immobile Patientin, die seit ihrer Kindheit unter einer Querschnittslähmung litt. Aufgrund einer bestehenden Pneumonie (Lungenentzündung) wurde sie stationär aufgenommen. Die Patientin war allgemein eher ruhig, aber sehr nett und orientiert. Kognitiv und geistig befand sie sich in einer guten Verfassung. Da die Patientin aufgrund ihrer Immobilität und der Inkontinenz einen Intertrigo hatte, welcher schon seit mehreren Tagen besteht und nicht besser wird, wurde entschieden ihr einen Dauerkatheter zusetzen um eine Heilung und ein Trockenhalten der Intimregion zu gewährleisten. An diesem Tag sollte ich eine Pflegeperson begleiten, die einen transurethralen Katheter bei der Frau zu setzen hatte. Ich sollte beobachten, wie die Vorbereitung, Durchführung und Nachbereitung erfolgt. Bei der Vorbereitung viel mir bereits auf, dass die Pflegeperson keine sterilen Handschuhe auf den Tisch gelegt hat und ich habe mir gedacht, dass sie den Katheter mittels steriler Pinzette setzen wird. Als wir bei Frau Beispiel dann im Zimmer vor ihrem Bett standen, erklärte die Pflegeperson mir ihr Vorhaben und meinte: „Stell dir vor, ich hätte mir sterile Handschuhe angezogen, bei ihr ist's eh egal". Nach dieser Aussage versuchte ich noch, nicht zu voreilig zu urteilen und fragte nochmal gezielt nach: „Achso, setzt du lieber mit einer sterilen Pinzette"? Als die Pflegeperson mir dann diese Frage verneinte und ihre Anmerkung wiederholte sagte ich: „Es tut mir leid, aber ich möchte eigentlich nicht, dass ein Harnkatheter unsteril gesetzt wird, da ich nicht will, dass irgendeine Patientin oder ein Patient einen HWI aufgrund dessen bekommt!" Als sie dann zu mir gesagt hat, dass ich gehen soll wenn ich nicht zuschauen wollen würde, habe ich nochmal erwähnt, dass ich generell nicht möchte, dass ein Dauerkatheter unsteril gesetzt wird und ich dass nicht verantworten kann. Zusätzlich habe ich noch erwähnt, dass gerade Frau Beispiel durch die Pneumonie extrem immungeschwächt ist und ein HWI trotz der Antibiotika für die Pneumonie durch die unterschiedlichen Bakterien quasi vorprogrammiert ist, wenn bei ihr ein Dauerkatheter unsteril gesetzt wird. Die Pflegeperson hat dann gemeint: *Ja dann bring mir halt welche!* – Ich habe ihr welche gebracht und sie hat den Katheter steril gesetzt. Leider hatte das Ganze für mich nicht so tolle Folgen gehabt und die Pflegeperson mit der ich in dieser Situation aneinander geraten bin, hat versucht mich bei allen anderen Pflegepersonen (egal welcher Berufsgruppe) schlecht zu reden. Einige haben mich danach gemieden bzw. kein gutes Bild von mir, andere teilten meine Meinung und respektierten meine Reaktion und bestärkten mich. Ich war sehr froh, dass ich in dieser Situation eingegriffen habe!"[31]

In der zweiten exemplarischen Fallschilderung beschreibt eine Pflegestudierende im dritten Ausbildungsjahr ein Erlebnis auf einer psychiatrischen Station:

> „Frau N. (63 Jahre) wurde auf zunächst auf einer chirurgischen Station mit dem Verdacht auf eine Blinddarmentzündung aufgenommen. Da die Dame unter einer schizophrenen sowie einer erst kürzlich diagnostizierten dementiellen Erkrankung litt, überstellte man sie nach Besserung ihres Allgemeinzustandes auf die psychiatrische Abteilung. Zu Hause lebte Frau M. wohl zusammen mit ihrer Tochter und

---

[31] Das Praxisbeispiel stammt aus einer Fallarbeit im SoSe 2019.

ihren zwei Enkeln. Allerdings war die Tochter zum Zeitpunkt der Klinikaufnahme mit ihren Kindern verreist. Deshalb war eine biographische Anamnese kaum bis gar nicht möglich. Insgesamt machte Frau M. einen sehr gepflegten Eindruck, verweigerte jedoch seit ihrer stationären Aufnahme die Körperpflege unter der Dusche. Bei den Versuchen einer morgendlichen Körperpflege zeigt Frau M. aggressive Reaktionen. Sie schlägt um sich und weigert sich, sich duschen zu lassen. Zugleich weint sie jedes Mal nach dem Versuch einer Körperpflege und entschuldigt sich mehrfach beim Pflegepersonal. Von Tag zu Tag wirkte Frau M. in sich gekehrter. Die Pflegepersonen der psychiatrischen Station versuchten im Zuge ihrer Anamnese und eines Aufnahmegesprächs, etwas über Frau M. herauszufinden. Laut eigener Aussagen schien alles gut zu sein; sie wolle lediglich nach Hause. Da jedoch die häusliche Pflege noch eine Woche auf Grund des Urlaubs der Tochter nicht gewährleistet war, blieb Frau M. weiter in stationärer Betreuung. An einem Morgen machten wir die Morgenrunde und kamen somit zur Körperpflege. Wie von den Kollegen/-Innen beschrieben äußerte sich dies als sehr schwierig und wurde somit unterlassen. Als ich in der Dokumentation recherchierte, wurde deutlich, dass Frau L. bereits seit 8 Tagen nicht mehr unter einer Dusche gestanden habe, bzw. nur Katzenwäsche im Gesicht durchführte. Am nächsten Morgen fragte ich meine zuständige Pflegeperson, ob ich mich um Frau L. kümmern könnte und mir Zeit nehmen darf, um herauszufinden was genau das Problem ist. Da an diesem Tag wenig zu tun war, erlaubte sie mir mein Vorhaben. Ich habe mich zu Frau L. ins Zimmer begeben – ohne Waschutensilien. Ich startete einen ganz normalen Small-Talk. Die Sprache war nicht ganz deutlich und durcheinander, doch versuchte ich durch Paraphrasierungen ihr verständlich zu machen: „Ja, ich verstehe Sie!". Das Gespräch war sehr herzlich und offen, nichtsdestotrotz konnte ich nicht herausfinden, warum sie nicht duschen wollte. Ich habe dann konkret nachgefragt ob sie sich nicht waschen möchte, darauf kam ein klares „Doch waschen möchte sie sich", als ich dann eine Dusche anbot, zog sie sich völlig zurück und antwortete nicht mehr. Da ich von mir selbst die Vorliebe einer Badewanne kenne, bot ich der Dame ein Bad an und sie sagte plötzlich „Ja". Im ersten Moment war ich perplex. Da jene auf der Station kaputt war, fragte ich – nach Absprache mit der Stationsleitung und der diensthabenden Pflegeperson – bei einer anderen Station nach und fuhr anschließend mit Frau L. zu der Badewanne. Ich ließ ihr ein warmes Wasser ein und lies sie nach Absicherung, dass sie gut liegt, für einige Augenblicke für sich. Dann half ich ihr bei der Haarwäsche und wir führten gemeinsam eine Nagelpflege durch. Ich dokumentierte das Geschehene, und bis zur Entlassung gab es keine Probleme mit der Körperpflege mehr, da alle Kollegen/-Innen mein Handeln respektierten. Bei der Entlassung erzählte uns die Tochter von Frau L., dass die Dame in der Jugend von ihrem Onkel sexuell missbraucht wurde und zur Strafe immer unter die kalte Dusche gestellt wurde."[32]

Die Auszubildende zeigt sich in dem Kontakt mit der Patientin achtsam und lässt sich von den aggressiven Reaktionsweisen, dem Weinen und der seit acht Tagen

[32] Erstveröffentlichung dieses Praxisbeispiels in: Knoll, F. (2020): Lehrbuch Anthropologie, Ethik und Spiritualität: 281 f.

nicht durchgeführten Körperpflege der Patientin ansprechen. Aus dem Small-Talk erwächst eine tiefere, zwischenmenschliche Begegnung mit der Patientin. Schließlich macht die Auszubildende verschiedene Angebote zur Gewährleistung der Körperpflege und übernimmt Verantwortung, um den konkreten Wunsch der Patientin nach einem Wannenbad zu realisieren. Dazu eruiert sie in einem Gespräch mit den Kolleg:innen, ob und wie ein solcher Bedarf adressiert werden könnte. Sie sucht mit der Patientin das Badezimmer der Nachbarstation auf und gewährleistet dort kompetent und personenorientiert die Durchführung der Körperpflege nach Wunsch der Patientin. Als Resonanz auf die durchgeführte Maßnahme zur Bedürfnisadressierung stellt die Pflegestudierende fest, dass es bis zur Entlassung keine Probleme mehr hinsichtlich der durchzuführenden Körperpflege gab. Zudem erhält die Auszubildende vertrauliche Informationen seitens der Angehörigen, was als Hinweis auf eine gute Beziehungsqualität gelten kann.

Die beiden exemplarischen Fallarbeiten können als ein Beleg dafür gesehen werden, dass eine mehrjährige Berufserfahrung als Voraussetzung advokatorischen Handelns von Pflegepersonen nicht das ausschlaggebende Kriterium sein mag und die Auszubildenden im Rahmen ihrer Möglichkeiten advokatorisch tätig werden. Hier besteht ebenfalls weiterer Forschungsbedarf.

5.1.4 Advokatorische Vorgehensweisen

Unter einer advokatorischen Vorgehensweise kann ein Plan oder eine Sammlung von Strategien verstanden werden, mit deren Hilfe ein spezifisches Ziel erreicht wird, d. h. Barrieren werden überwunden, um so ein Anliegen zu adressieren oder ein Problem zu lösen. Je nach Entscheidungssituation wird aus den gegebenen Optionen dann eine Auswahl getroffen. Wie bereits unter Abschnitt 5.1.2 erwähnt, wurden in den analysierten Pflegelehrbüchern und als Ergebnis des Scoping-Reviews unter der Kategorie *Verständnis advokatorischen Handelns* Aspekte subsummiert, die zutreffender der Handlungsebene zuzuordnen sind. Dazu zählen aus den literaturgestützten Erkenntnissen zum Verständnis advokatorischen Handelns (1) Interventionen, die den Patienten helfen, sowohl Dienste als auch die Durchsetzung von Rechten zu erhalten, die sie sonst nicht bekommen würden und die ihr Wohlbefinden fördern und (2) Maßnahmen zur Verbesserung der Patientenversorgung. Unter die Kategorie advokatorischer Vorgehensweisen fallen darüber hinaus gemäß Literaturauswertung (3) Maßnahmen zur Förderung des Wohlbefindens; (4) Einsatz zum Schutz von Patientenrechten / Sicherstellung einer informierten Zustimmung; (5) Anliegen von Patienten stellvertretend zu verbalisieren; (6) Zusammenarbeit mit und Vermittlung an andere Berufsgruppen sowie (7) Schaffung einer Atmosphäre des Vertrauens und eines positiven Betriebsklimas.

Da Strategie (3) ein Teilmoment von Strategie (1) abbildet, werden diese Aspekte in der Auswertung zusammengeführt. Gleiches gilt für die Strategien (4) und (6), die ebenfalls unter dem Dach von Strategie (1) verortet werden können. Schließlich können die Strategien (7) als Hintergrundfolie oder Grundbedingung für alle übrigen genannten Strategien gefasst werden, da sich ein gebotenes Handeln – welcher Art auch immer – leichter in einem vertrauensvollen, positiven Betriebsklima realisieren lässt. Diese Aspekte werden deshalb im Folgenden den übrigen Strategien vorangestellt. Zu den literaturbasierten Strategien ‚Engagement für soziale Gerechtigkeit und Änderung von Strategien und Verfahren, wenn ein systemisches Problem besteht‘ und die ‚Aufklärung von Patienten über deren Rechte‘ fanden sich in den Interviewpassagen im Blick auf das deutsche Setting allerdings keine Belege.

Aus dem Gesagten ergibt sich die folgende Zusammenschau (Abb. 5.1):

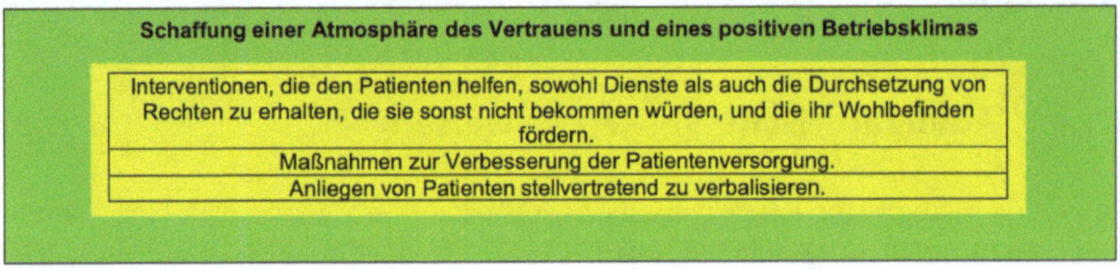

Abb. 5.1 Advokatorische Vorgehensweisen

a) Schaffung einer Atmosphäre des Vertrauens und eines positiven Betriebsklimas

Eine Atmosphäre des Vertrauens unter den Teamkollegen und ein positives Betriebsklima erleichtern es einer Pflegekraft, sich für die Anliegen von Patienten und/oder deren Angehörige advokatorisch einzusetzen. Im Blick auf das Team resümiert eine Pflegekraft:

> „Das wird jetzt meistens so akzeptiert, jetzt kennen sie mich alle so gut.“[33]

[33] Interview 1, 176.

Grundsätzlich können zu einer Atmosphäre des Vertrauens und zu einem positiven Betriebsklima besonders Vorgesetzte beitragen. Eine Leitungskraft in der Gerontopsychiatrie ruft im Mitarbeiteraufenthaltsraum gegenüber seinem Pflegeteam in Erinnerung:

> „Bei all dem Sarkasmus der jetzt hier grad im Raum is **ähm** will ich aber trotzdem dran erinnern dass des alles hier hinter Schloss und Riegel nur passiert und eigentlich nur den einzigsten Zweck hat **ähm** sich selber nen Stück weit wieder frei zu machen um dann am Menschen ne wertschätzende Pflege abliefern zu können **ja** des is eigentlich die Botschaft die ich immer versuch rüber zu bringen.“[34]

Aus Sorge vor einer negativen Teamatmosphäre können advokatorisch Handelnde auch zur Zurückhaltung gegenüber dem Team neigen:

> „Ich hab's jetzt net in nem Teamgespräch irgendwie **äh** dass ich gsagt hab ich brauch jetzt da nochmal ne Bühne und **äh** präsentier jetzt hier meine gute Arbeit die ich jetzt da so erfolgreich gmeistert hab des hab ich net gmacht.“[35]

Denn: Bei einer negativen Teamatmosphäre und/oder einem schlechten Betriebsklima besteht die Gefahr, dass aufgrund von sozialem Druck die Motivation zum advokatorischen Handeln leidet. Die Aussagen einer Fachkrankenschwester im Operationsdienst (Interview 12) und einer Fachkrankenschwester für Onkologie (Interview 13) lassen auf einen solchen sozialen Druck seitens des Teams schließen, wenn sie festhalten:

> „Den Preis dass ich dann erstmal ein Archloch bin auf gut deutsch gesagt bei den Kollegen **ne** die Besserwisserin oder **ne** so nen bisschen so auf die Tour.“[36]

> „Die finden das oft blöd oder unnötig oder *Jetzt haben wir noch mehr Arbeit wegen Dir* **ähm** kommt schonmal vor ja.“[37]

[34] Interview 3, 434–439.

[35] Interview 3, 376–378.

[36] Interview 12, 423–424.

[37] Interview 13, 448–449.

b) Interventionen, die den Patienten helfen, sowohl Dienste als auch die Durchsetzung von Rechten zu erhalten, die sie sonst nicht bekommen würden und die ihr Wohlbefinden fördern

Unter Interventionen, die den Patienten helfen, sowohl Dienste als auch die Durchsetzung von Rechten zu erhalten, die sie sonst nicht bekommen würden und die ihr Wohlbefinden fördern, fallen beispielsweise Maßnahmen zur Sicherstellung einer informierten Zustimmung:

> „Manchmal ist es auch so, dass ich ergänze, was so die Ärzte sagen."[38]

Wobei ein Aufklärungsgespräch über die medizinische Behandlung eigentlich nicht in den Verantwortungsbereich des Pflegedienstes fällt:

> „So Gespräche wichtige Gespräche die würd werd ich niemals führen also **ähm** ich kann dann gerne auf Nachfragen antworten."[39]

Demgegenüber werden eine Zusammenarbeit mit und die Vermittlung an weitere Berufsgruppen sehr wohl als originär pflegerisch-advokatorisches Handeln begriffen:

> „Das Prinzip wenn da viele Leute drauf gucken die auch erfahren sind oder je nach Erfahrungsschatz oder auch unerfahren **äh** immer wichtig dass man da im Dialog bleibt."[40]

Hinsichtlich einer Kooperation mit und die Vermittlung an andere Professionen kommen nicht nur therapeutische Dienste, sondern auch die Krankenhausseelsorge in den Blick:

> „Die nahe Zusammenarbeit mit N.N. (= Krankenhausseelsorgerin) her die ist ja sehr engagiert und ich find das immer sehr wichtig auch **äh** den eigenen Horizont was das Urteil oder was die eigene Meinung zu den Verläufen hier angeht auch immer wieder zu erweitern sehr sehr wichtig und da **äh** setzt man sich eigentlich immer wieder damit auseinander jeden Tag aufs neue."[41]

---

[38] Interview 1, 228–229.

[39] Interview 5, 529–530.

[40] Interview 9, 414–416.

[41] Interview 9, 155–159.

c) Maßnahmen zur Verbesserung der Patientenversorgung

Unter Maßnahmen, mit denen die Versorgung der Patienten verbessert werden können, fallen generell medizinische Behandlungen, die Pflege und Unterstützung in alltäglichen Aktivitäten oder auch eine psychosoziale Betreuung. Aus pflegerischer Sicht zählen zu advokatorischen Maßnahmen zur Verbesserung der Patientenversorgung auch die Hinwirkung auf eine Unterlassung, d. h. es kann für die betroffenen Patienten eine Verbesserung ihrer Versorgung bedeuten, eine Maßnahme nicht zu initiieren oder aber eine bereits angelaufene Maßnahme wieder einzustellen:

> „Es ist mittlerweile entwickelt es sich und wir oft Patienten dann auch einfach abbrechen weil wir merken das funktioniert nicht oder wir schlussendlich auch sagen wir schaden da mehr als wir nutzen **ähm** aber das ist wirklich dass man bei jedem Patienten das ausdiskutieren muss also das ist jetzt nicht dass wir da nen Standard entwickeln und wir sagen automatisch machen wir jeden Patienten der dement ist nur vierundzwanzig Stunden wir müssen das wirklich bei jedem Patienten dann nochmal aktuell diskutieren."[42]

d) Anliegen von Patienten stellvertretend zu verbalisieren

Es kann während des Klinikaufenthaltes Situationen geben, in denen Patiententent:innen oder deren Angehörige nicht über die erforderlichen Möglichkeiten verfügen, um ihre Anliegen zu artikulieren und dadurch zur Geltung zu bringen. Solche Bedürfnisse gilt es seitens der Pflegekraft in einem ersten Schritt zu eruieren:

> „Es wird keiner irgendwie gelenkt von mir es wird einfach nur gefragt es werden viele Dinge gefragt wenn Angehörige erzählen und nur wenn sie von sich aus erzählen frage ich dann manchmal halt zu gewissen Punkten nach wo's dann einfach immer drumm geht wie war der Patient denn so **ne** wie ist er denn so drauf was mag er denn **ne** das geht schon am Anfang drumm auch auch mit vielen curativen Ansätzen die dann funktionieren wo sie sich einfach freuen dass sie mitgenommen sind wo sie sich freuen dass sie MITHELFEN können wo sie dann halt ein Tagebuch schreiben sollen wo sie dann halt Bilder malen sollen wo sie dann halt irgendwelche Dinge aufnehmen sollen."[43]

[42] Interview 8, 572–578.

[43] Interview 15, 454–462.

Um eine Adressierung von Patientenanliegen zu ermöglichen, kann eine stellvertretende Artikulation solcher Anliegen an den zuständigen Stellen durch die Pflegekraft beitragen:

> „Ich hab des Gefühl ich hab jetzt die Verantwortung dafür dass das jetzt hier richtig läuft oder wie auch immer oder der Patient kann eben nicht für sich selbst sprechen.“[44]

5.2 Präsentation der induktiven Ergebnisse aus den Interviews

Nachdem etliche der literaturgestützten Annahmen zu den Argumenten, dem Verständnis, den personalen Voraussetzungen und möglichen Vorgehensweisen advokatorischen Handelns mit Interviewpassagen belegt werden konnten, werden im Folgenden weitere Ergebnisse aus den Interviews zur Beantwortung der verbleibenden Forschungsfragen präsentiert:

Forschungsfragen	Kategorie
Ob, aus welchen Motiven, in welchen Situationen und zu welchen Konsequenzen werden Pflegekräfte advokatorisch für Pflegebedürftige und/oder deren Angehörige tätig?	Handlungsmotiv, Anforderungssituation, Auswirkungen
Welche advokatorischen Vorgehensweisen kommen über die bereits in Abschnitt 5.1.4 Beschriebenen zum Einsatz oder vertiefen diese?	Vorgehensweise
Welche Bedingungen erweisen sich über die in Abschnitt 5.1.4 bereits beschriebene Schaffung einer Atmosphäre des Vertrauens und eines positiven Betriebsklimas als hilfreich resp. problematisch für ein advokatorisches Pflegehandeln?	Hilfreiche Bedingungen, hinderliche Bedingungen
Nehmen Pflegekräfte im Zuge eines advokatorischen Handelns interprofessionelle Konflikte mit Ärztinnen und Ärzten in Kauf?	Interprofessionelle Zusammenarbeit mit dem ärztlichen Dienst

[44] Interview 7, 601–603.

Schließlich werden über die Beantwortung der Forschungsfragen hinaus weitere Themen dargestellt, die sich induktiv am Interviewmaterial gezeigt haben. Dazu zählen insbesondere der Handlungsentschluss und die Selbstsorge.

5.2.1 Motive advokatorischen Handelns

Das Wort ‚Motivation' ist etymologisch auf das lateinische Verb *movere* rückführbar, was so viel meint wie jemanden oder etwas bewegen. Motivation meint also eine Klärung dessen, was den Menschen bewegt. Dabei geht es um Prozesse, die ein zielgerichtetes Verhalten auslösen. Die Ursachen und Beweggründe für ein solches Verhalten können dabei recht unterschiedlich sein. In der Motivationspsychologie existiert eine große Spannbreite zur Klärung der Frage, warum Menschen sich so verhalten, wie sie es tun.[45] In diesem Kapitel soll der Frage nach möglichen Ursachen und Beweggründen für ein advokatorisches Handeln und der Rolle damit verbundener Emotionen nachgegangen werden.

a) Werte als Kompass advokatorischen Handelns

Am bereits analysierten Interviewmaterial hat sich gezeigt, dass eine Pflegekraft aufgrund einer möglichen genetischen Veranlagung[46], Erziehung[47], Lernen am Modell[48], fachlicher Überzeugung[49] oder einer mehrjährigen Berufs- und Lebenserfahrung[50] advokatorisch tätig werden kann. Darüber hinaus berichtet eine Pflegeperson von biographischen Negativerfahrungen, d. h. vom Erleben negativer persönlicher Erfahrungen während der Kinder- und Jugendzeit, die sie später dazu veranlasst haben, sich für einen Pflegeberuf zu entscheiden. Auf diese Weise möchte sie andere Menschen vor ähnlichen Negativerfahrungen schützen:

> „Mit dem Patienten des hat halt einfach die Geschichte dass ich selber als Kind nen Erlebnis hatte im Krankenhaus wo ne Schwester Kinder sehr schlecht behandelt hat und und da war der Gedanke geboren ich werd Krankenschwester weil ich mir gedacht hab so würde nicht jemand der quasi schutzlos ist oder nich nicht in allen

[45] Im Blick auf dieses Spektrum siehe: Rudolph, U. (^{3}2013): Motivationspsychologie.

[46] Vgl. Interview 1, 24–27.

[47] Vgl. Interview 1, 24–27.

[48] Vgl. Interview 1, 35–37.44.

[49] Vgl. Interview 3, 225–229.

[50] Vgl. Interview 6, 253–254.

> Belangen für sich einstehen kann von so einer Person **ähm äh** schlecht behandelt wird.“[51]

Insgesamt scheint es bei der Motivation advokatorischen Handelns darum zu gehen, verinnerlichten Werten Geltung zu verschaffen:

> „Dass es das Gute in UNS ist, es ist nur es ist noch nicht wach, es ist verkrampft, es ist versteckt, es ist verborgen, es ist verpanzert oft auch (…) über die AKZEPTANZ zu spüren, das eigentlich Gute ist in mir.“[52]

Solche Werte fungieren als Orientierungsstandard und beeinflussen die Entscheidungen und Handlungen einer Pflegekraft. Dass Werte ursächlich für ein advokatorisches Engagement von Pflegenden zu sein scheint, darauf deuten auch die beiden Fallschilderungen aus der Primärqualifizierung hin. Dabei versteht eine Mehrheit der Interviewten unter einem solchen zu realisierenden Gut oder Wert, ein aus ihrer Sicht zu verwirklichendes ‚Wesen guter Pflege‘.[53] Eine Intensivfachkrankenschwester bringt das im Blick auf die Wahrung der Autonomie wie folgt ins Wort:

> „Ich hab mich immer schon unheimlich gerne für Leute eingesetzt und vor allen Dingen für Leute die keine Sprache mehr haben die sich selber NICHT mehr äußern können das ist mir immer WICHTIG gewesen weil egal wie alt die Leute sind die haben was zu sagen und **ähm** es ist halt schwierig was zu sagen wenn jemand anderes über einen bestimmt.“[54]

Sie konkretisiert das am Beispiel der Patientenfixierung:

> „Es sind für mich einfach die Werte ich schnall die nicht fest ich will das NICHT und ich muss dann wirklich sagen die richterlichen Anordnungen die sind für die Katz also das macht überhaupt gar nichts aus weil man findet auch am Wochenende kein Richter der dann irgendwie sagt *Ja* **ähm** *vierundzwanzig Stunden bitte nur oder nur noch drei Stunden* das ist vollkommen egal also im klinischen Setting ist das VOLLKOMMEN egal das macht NICHTS aus und für mich sind das wirklich meine inneren Werte wo ich sag die sind mir wichtig ich will einfach nicht dass so jemand angeschnallt ist.“[55]

---

[51] Interview 4, 102–106.

[52] Interview 1, 527–529.540.

[53] Vgl. Interview 2, 77–80.82–86.384–401; vgl. Interview 3, 118–120; vgl. Interview 4, 70–76.430–436.596–605.

[54] Interview 6, 291–295.

[55] Interview 6, 333–341.

Ein gerontopsychiatrischer Fachpfleger vertritt die Grundhaltung einer menschengerechten Pflege:

> „Hinter dem psychisch kranken Menschen hinter der psychischen Krankheit immer noch den Menschen zu sehen."[56]

Als weiterer, handlungsleitender Wert wird der Aspekt der Ehrlichkeit oder Authentizität ins Feld geführt[57]:

> „Ich werde mich in dem Leben nie einschleimen ich bin jemand der direkt sagt was er denkt und das ist mein Problem und da ich kann mich schon ausdrücken ich kann mich auch durchaus ganz gut ausdrücken."[58]

Und schließlich geht es einer Fachkrankenschwester im Operationsdienst in ihrem advokatorischen Handeln um den Wert und die Eigenschaft der Hilfsbereitschaft.[59]

b) Beweggründe advokatorischen Pflegehandelns

Die bisherigen Ausführungen haben gezeigt, aus welchen möglichen Ursachen heraus sich Pflegende dazu entschließen, advokatorisch tätig zu werden. Im advokatorischen Handlungsprozess kommt als weitere Komponente der Motivation die Identifikation einer Anforderungssituation hinzu, d. h. wozu advokatorisch gehandelt werden soll. Ausgehend vom Interviewmaterial konnten die folgenden deduktiven Annahmen aus den Pflegelehrbüchern und dem Scoping-Review bestätigt werden:

(1)	**… um Patienten zu helfen, sowohl Dienste als auch die Durchsetzung von Rechten zu erhalten, die sie sonst nicht bekommen würden, und die ihr Wohlbefinden fördern.**
(2)	**… um die Patientenversorgung zu verbessern.**
(3)	**… um Anliegen von Patient:innen stellvertretend zu verbalisieren.**

Diese Zwecke oder Anforderungssituationen lassen sich auf der Grundlage der vorliegenden Interviewdaten wie folgt operationalisieren:

[56] Interview 3, 402–404.

[57] Vgl. auch Interview 1, 323–327; vgl. Interview 12, 462–471.

[58] Interview 15, 933–935.

[59] Vgl. Interview 12, 390.

(1)	**… um Patienten zu helfen, sowohl Dienste als auch die Durchsetzung von Rechten zu erhalten, die sie sonst nicht bekommen würden und die ihr Wohlbefinden fördern:**
	· Einsatz zur Schaffung attraktiver baulicher Rahmenbedingungen einer Klinik;[60] · Einsatz zur Förderung von Lebensqualität;[61] · Einsatz zum Schutz der Patientenwürde;[62] · Einsatz zur Eruierung des mutmaßlichen Patientenwillens;[63] · Einsatz zur Beachtung einer vorhandenen Patientenverfügung.[64]
(2)	**… um die Patientenversorgung zu verbessern:**
	· Einsatz zur Eruierung spezifischer Bedürfnisse von Patienten;[65] · Einsatz zur Eruierung spezifischer Bedürfnisse von Angehörigen;[66] · Einsatz zur Anpassung des Medikamentenregimes;[67] · Einsatz für die Bedürfnisse narkotisierter[68] oder deliranter Patienten;[69] · Einsatz zur Änderung des Therapieziels angesichts der Prognose[70] und/oder den erklärten Willen[71] von Patienten; · Einsatz zum Empowerment von Patienten zur Artikulierung ihres Wunsches nach einer Therapieeinstellung gegenüber dem ärztlichen Dienst;[72] · Einsatz zur Information von Patienten über alternative Therapien;[73] · Einsatz zum Einbezug des Palliativkonsils;[74] · Ansprechen von Pflegekollegen auf Fehlverhalten.[75]
(3)	**… um Anliegen von Patient:innen stellvertretend zu verbalisieren:**

(Fortsetzung)

[60] Vgl. Interview 2, 126–145.

[61] Vgl. Interview 11, 293–298; vgl. Interview 14, 222–230.

[62] Vgl. Interview 3, 411–414; vgl. Interview 4, 269–286.

[63] Vgl. Interview 7, 106–117.

[64] Vgl. Interview 8, 369–370.624–628; vgl. Interview 11, 206–212.215–218; vgl. Interview 14, 952–957.967–969.

[65] Vgl. Interview 2, 300–345; vgl. Interview 13, 278–287.

[66] Vgl. Interview 10, 109–119.

[67] Vgl. Interview 9, 403–412.

[68] Vgl. Interview 12, 84–86.

[69] Vgl. Interview 6, 76–80; vgl. Interview 8, 529–541.550–551.553–560.572–578.

[70] Vgl. Interview 9, 180–196; vgl. Interview 15, 336–342.

[71] Vgl. Interview 11, 55–60.62–65; vgl. Interview 13, 298–301.

[72] Vgl. Interview 14, 173–179.182.

[73] Vgl. Interview 14, 265–273.536–555.

[74] Vgl. Interview 14, 792–793.802–805.

[75] Vgl. Interview 12, 110–122.136–141.143–147.

(Fortsetzung)

	· Vermittlung zwischen Eltern minderjähriger Patienten und ärztlichem Dienst;[76] · Vermittlung zwischen Patienten und dem Arzt zur Therapieeinstellung.[77]

Die bestätigten Zwecke aus der Literatur lassen sich induktiv um folgende advokatorische Anforderungssituationen ergänzen:

(4)	**… um Teammitglieder zu entlasten:**
	· Einsatz zur Berücksichtigung der Bedürfnisse chronisch erkrankter Teammitglieder;[78] · Einsatz für ein angemessenes Belegungsmanagement im Blick auf die Belastungsgrenzen eines Teams.[79]
(5)	**… um ein Informations- und/oder Verständnisdefizit auf Seiten der Eltern minderjähriger Patienten auszugleichen.**[80]
(6)	**… um Patienten zu schützen:**
	· Einsatz zum Schutz vor Übungen von Assistenzärzten (z. B. Intubation, Zugänge);[81] · Einsatz zum Schutz vor nicht indizierten diagnostischen und/oder therapeutischen Maßnahmen zur Steigerung des Krankenhausertrags[82], der Fallzahlen[83] oder zur Objektivierung subjektiv erlebten Unwohlseins (z. B. Lungenfunktionstest vor Sauerstoffgabe bei bestehender Luftnot am Lebensende);[84] · Einsatz zum Schutz unnötiger Operationen;[85] · Einsatz zum Schutz vor negativen Folgen einer Religionszugehörigkeit (Zeugen Jehowas);[86] · Einsatz zum Schutz vor unsterilen Instrumenten;[87] · Einsatz zum Schutz vor vergessenen Instrumenten und/oder Kompressen während einer Operation.[88]

(Fortsetzung)

[76] Vgl. Interview 5, 30–32.
[77] Vgl. Interview 14, 536–555.
[78] Vgl. Interview 2, 585–592.
[79] Vgl. Interview 3, 296–306.
[80] Vgl. Interview 5, 32–41.
[81] Vgl. Interview 5, 614–617.623–624.
[82] Vgl. Interview 8, 640–644.648–651; vgl. Interview 13, 56–59.
[83] Vgl. Interview 11, 49–50.
[84] Vgl. Interview 14, 890–903.
[85] Vgl. Interview 14, 296–302.
[86] Vgl. Interview 10, 271–276.
[87] Vgl. Interview 12, 131–144.
[88] Vgl. Interview 12, 185–192.

(Fortsetzung)

(7)	**… um die Bedürfnisse von Angehörigen zu adressieren:**
	· Einsatz zur angemessenen Angehörigeninformation trotz bestehender Schweigepflicht;[89] · Einsatz zur Erläuterung von Behandlungsabläufen.[90]

Zur besseren Illustration werden im Folgenden exemplarisch Schlüsselerlebnisse zu je zwei advokatorischen Anforderungssituationen aus dem deduktiven (Förderung des Wohlbefindens; Verbesserung der Patientenversorgung) und dem induktiven Bereich (Patientenschutz; Sorge um die Bedürfnisse von Angehörigen) geschildert.

Zu 1.: Anforderungssituation Förderung des Wohlbefindens

Ein Fachkrankenpfleger in einer gerontopsychiatrischen Klinik berichtet über seinen Einsatz zur Förderung des Wohlbefindens einer siebzigjährigen Patientin mit bipolarer Störung folgendes Schlüsselerlebnis:

> „Sie hat mir selbst in dieser manischen Phase hat se mir schon immer erzählt dass sie wieder in ihre alte Heimat nach N. möchte (…) aber dass halt sie so den Eindruck hat dass das so von mehreren Seiten sabotiert wird (…) dieser Wunsch in ihre alte Heimat zu kommen war aber nach wie vor gegeben ja und **ähm** ich hab das damals **ähm** e Stück weit einfach zu meiner Aufgabe gmacht ich hab mit ihr öfter drüber diskutiert und **äh** hab sie halt gefragt an was es letzten Endes liegt dass sie dem Wunsch irgendwie nicht nachkommen kann **ähm** wo des wo die Stelle ist die ihr da irgendwo nen Riegel vorschiebt warum des nit klappt und sie hat mir da aber keine genaue Begründung LIEFERN können so dass ich ihr angeboten hab **ähm** einfach mal das Gespräch zum suchen (…) zunächst zu den **äh** zu den **äh** Betreuern aus dieser **äh** psychiatrischen Pflegeeinrichtung (…) da hat ich so den Eindruck dass die sich eher so bissl auf den Betreuer **äh** naus gredet ham und dann eben gsagt ham das müsst mer eigentlich den Betreuer fragen aber sie ist ja psychisch krank und deshalb ist sie bei uns auch untergebracht und dann hab ich halt so die Option einfach mal genannt und hab gesagt obs net denkbar wär (räuspert sich) dass sie ist jetzt halt so und so viel hundert Kilometer von ihrer Heimat entfernt und ihr sehnlichster Wunsch wär einfach **äh** in ihre Heimat nach N. wieder zurückzukommen (…) hab dann halt einfach versucht nen paar Argumente zu liefern und hab dann gesagt also ich seh sie halt momentan in ner in einer stabilen Verfassung sag ich mal und **äh** wenns irgend ne Möglichkeit gäbe dass **ähm** dass ma der einfach irgend irgend nen Pflegeheim oder irgend ne Einrichtung aussuchen könnte wo sie dann leben könnte Es gäbe in N. mit Sicherheit dann auch **äh** Akutkrankenhäuser wo se dann in ner manischen Phase wieder hin könnte

[89] Vgl. Interview 8, 113–125.

[90] Vgl. Interview 8, 144–156.

> aber sie wär zumindest schonmal in ihrer Heimat und wir wärn ihr en Stück weit entgegengekommen ja und dann ham se halt **äh** gesagt ja des wird letzten Endes ja die Betreuerin entscheiden für sie wäre es schon denkbar wenn ich des jetzt aus fachlicher Sicht so einschätze ich sollte doch mal mit der Betreuerin drüber sprechen ja und dann hab ich bald drauf also relativ zeitnah **ähm** auch mal die BetreuerIn angrufen (...) und dann **ähm** is se gekommen und dann hab ich halt ihr **ähm** einfach die Sicht des Patienten versucht so bissl nahe zum bringen und hab halt auch meine persönliche Perspektive genau erläutert und hab eben erzählt dass ich des ne tolle Sache fände wenn sie die Möglichkeit hat einfach in ihre Heimat zu kommen (...) dies einfach verdient hat irgendwo in Würde ihren Lebensabend verbringen zu können ja und dann **ähm** hab ich das eben mit der Betreuerin besprochen und dann hat se gesagt ja sie lasst sich das mal durch den Kopf gehen und **äh** sie würde sich dann wieder bei mir melden (...) dann hat se sich tatsächlich auch wieder gemELDET und **ähm** dann ham mer des Ganze halt nochmal besprochen und sie sagt **äh** sie sie kann sich des **äh** durchaus **äh** vorstellen bloß **ähm** sie müsse des dann auch noch also es gibt noch Angehörige es gibt noch nen Sohn der zwar nicht die Betreuung hat müsse des halt mit denen **äh** sagen wer mal noch besprechen ja und **ähm** die hat des dann auch besprochen (...) und dann **ähm** kam die wieder vorbei und hat gsagt sie hat mit dem **ähm** Sohn gschprochen **ähm** der Sohn der könnt sich des durchaus AUCH vorstellen und **ähm** sie könnte des schon in die Wege leiten ja und **äh** ja für alles Weitere war ich dann natürlich nicht mehr verantwORTlich aber ich hab mitgekriegt dass sie tatsächlich in ne Arbeiterwohlfahrtseinrichtung **äh** gekommen ist dann in nen Pflegeheim genau und da jetzt einfach **äh** LEBT."[91]

Aufgrund seines menschengerechten Pflege- und Sorgeverständnisses übernimmt der Fachpfleger angesichts der identifizierten Bedürfnislage der Patientin die Verantwortung für die Bedürfnisadressierung. Er vermittelt zwischen der Patientin und dem Betreuer. Schließlich ermöglicht das engagierte Handeln des Fachpflegers eine heimatnahe Verlegung nach dem Wunsch der gerontopsychiatrischen Patientin.

Zu 2.: Anforderungssituation Verbesserung der Patientenversorgung

Eine Fachkrankenschwester einer Intensivüberwachungsstation berichtet hinsichtlich der Verbesserung der Patientenversorgung über die Anforderungssituation einer Therapiezieländerung:

> „Wir haben vor Kurzem so ne Patientin da gehabt die hatte klare Momente und hat dann schon gesagt *Wenn ich das gewusst hätte das wollte ich nie* aber im schlimmsten Fall sind es dann immer die Angehörigen die dann entscheiden *Wir lassen das machen* und sind aber nicht oft und viel vor Ort sondern entscheiden das einfach vielleicht aus dem Bauch raus *Ich will die Oma noch ein bisschen behalten* aber was die Oma dann für ne Lebensqualität hat wird meiner Meinung nach nicht berücksichtigt also sie

[91] Interview 3, 49–143.

legen da ne Magensonde in ner viertel Stunde ist sie wieder raus ja sie versucht sich den ZVK rauszuziehen die Arterie sie kommt mit der Situation nicht zurecht *Wo bin ich hier was mach ich hier* **äh** also bis zur Aggressivität natürlich und **äh** dann ist man vielleicht auch wenn man das nicht medikamentös einstellen kann solche Menschen zu fixieren was mir absolut total widerstrebt.“[92]

In der geschilderten Anforderungssituation konkurrieren der erklärte Patientenwille und der Wert der Lebensqualität mit dem Willen und Wunsch der Angehörigen. Zudem wird die Pflegekraft zu Handlungen gezwungen, die ihrem Wertesystem widerstreben.

Zu 6.: Anforderungssituation Patientenschutz

Eine Fachkrankenschwester einer neonatologischen Intensivpflegestation berichtet hinsichtlich des Einsatzes zum Patientenschutz folgende Anforderungssituation:

„Ein Erlebnis hatte ich das war ein relativ also ein Frühgeborenes hyperthrophes also es war relativ reif in der 25. Schwangerschaftswoche war das glaub ich und lungenmäßig relativ GUT aber hatte Bauchprobleme musste dann operiert werden ein Anus Praeter angelegt werden und dann nochmal nachoperiert und dann nochmal nachoperiert **äh** und zuletzt ist der Bauch geplatzt also der ganze Siff ist im Prinzip aus dem Bauch herausgelaufen und da war es so dass ich **äh** und dann ging es halt immer da drum nochmal nochmal ein Arzt muss nochmal drauf gucken und man muss nochmal die Wunde angucken die ganze Zeit wollte jemand etwas an dem KIND und dem Kind ging es echt schlecht und da hab ich gesagt da gings mir echt so entweder ihr überlegt euch jetzt hier was ihr macht oder ihr geht jetzt weg aber immer nur *Ah ja könnt man mal müsst man mal schaun wir mal jetzt beobachten wir es mal* und wenn Du dann beim Kind bist und siehst es geht ihm schlecht und jeder ich sag mal drückt sich und drückt sich auch nicht und möchte noch irgendetwas mitreden **äh** das war echt schrecklich und dann hab ich echt zum Oberarzt gesagt *Also entweder ihr stellt auch jetzt neben das Bett hin und schaut euch das an und seht was dort passiert oder ihr bleibt weg* (…) Dann ist das war sogar ein Oberarzt und dann hab ich ja genau dann ist er gegangen weil er wollte dann nochmal ne Untersuchung machen wo ich gesagt habe *Nein jetzt nicht jetzt guck doch mal wie das Kind aussieht und wie es ihm geht einfach schlecht und überhaupt und es sind schon drei da gewesen und haben fast das Gleiche gemacht wie Du auch also NEIN* und dann ist er weg und dann ist er wieder gekommen und hat gesagt *Ja, Sie wissen Frau N., wir kommen immer gut aus miteinander aber ich muss das jetzt machen* und dann hab ich gesagt *Nein ich sehe es nicht so* weil es war wirklich einfach furchtbar anzugucken und ich bin jetzt keine Schwester die gleich in Mitleid zerfließt oder so was und dann ist er dann echt gegangen und ist dann später nochmal gekommen und hat gesagt *Ja Sie haben echt Recht*

[92] Interview 11, 55–66.

> *gehabt* er wollte das nur für SICH und nicht für das Kind und das war dann okay für uns beide."[93]

Damit das Frühgeborene nicht zu Schaden kommt, begrenzt die Pflegekraft den Zugang zum Kind und konfrontiert die beteiligten Ärzte mit ihrem Fehlverhalten.

Zu 7.: Anforderungssituation Sorge um die Bedürfnisse von Angehörigen
Die stellvertretende Leitung einer Intensivstation berichtet über die Sorge um die Bedürfnisse von Angehörigen Folgendes:

> „Wir haben auch schon **ähm** ne hirntote Patientin gehabt wo wir nach Monaten ihr Kind bei uns geboren haben und dem es jetzt gut geht und sie war über Monate hirntot bei uns gelegen so wie bei dem N. Baby von dem jetzt keiner normalerweise was weiss **ähm** sowas haben wir auch SCHON erlebt und da haben wir die Angehörigen die Monate über mitgenommen die uns jetzt noch Bilder von dem Kind schicken und haben dann irgendwelche Sprachkassetten auf den Bauch gelegt damit dieses Kind im Bauch ein bisschen Ansprache hat oder was auch immer alles also es gibt so viele Möglichkeiten man muss sie nur suchen finden und gemeinsam umsetzen und damit eben sind es nicht nur die Erlebnisse **ne** wo es halt eben nicht nicht mehr funktioniert in dem Fall war es so **ja** dass es so vieles freigesetzt hat hat und halt wir haben nen Patienten also den längsten den ich auf dieser Station jemals erlebt hab der lag EIN JAHR bei uns andere ein dreiviertel Jahr also wir begleiten die schon über ne WAHNSINNS lange Zeit und damit auch die Angehörigen die können einem zwischendrin so richtig auf den Keks gehen aber unterm Strich sind alles Ausnahmesituationen."[94]

In der geschilderten Situation geht es um den Begleitungsbedarf von Angehörigen einer hirntoten Mutter und die damit verbundenen Herausforderungen über ein ganzes Kalenderjahr.

5.2.2 Handlungsentschluss

A) Übernahme von Verantwortung
Treffen oben explizierte Werte einer Pflegekraft auf eine spezifische Anforderungssituation mündet dies normalerweise[95] in einem konkreten Handlungsentschluss. Man könnte auch sagen, zwischen der Ursache und der konkreten

[93] Interview 10, 347–375.
[94] Interview 15, 463–477.
[95] Zu möglichen Ausnahmen siehe Abschnitt 5.2.5 und 5.3.1.

advokatorischen Vorgehensweise steht der Entschluss zur Übernahme von Verantwortung seitens der Pflegekraft.[96] Im Zuge einer solchen Verantwortungsübernahme kommt der Charaktereigenschaft des Mutes eine katalysatorische Funktion zu:

> „Wenn ich den Mut habe, also ich glaube an das Gute in jedem Menschen und wenn der und wenn ich den MUT habe mich auf die Suche zu dem zu dem äh DANN werde ich authentisch und das ermöglicht mir eigentlich die Fähigkeiten, die ich habe, zu entfalten für automatisch dadurch für die Menschen und für MICH und für alle, ne, und äh so kann ich das vielleicht zusammenfassen.“[97]

Mut scheint aus einem natürlichen Selbstvertrauen sowie einem inneren Kraft- und Wertgefühl zu erwachsen. Als eine Charaktereigenschaft befähigt der Mut dazu, sich für eine als richtig und notwendig erkannte Sache auch gegen Widerstände und Gefahren einzusetzen:

> „Also ich bin von klein auf so groß geworden dass ich immer den Mund aufmachen soll wenn irgendwas da ist was was mir missfällt oder was mir auffällt.“[98]

Auch können Erziehung und Vorbilder dazu beitragen, den zum advokatorischen Handeln erforderlichen Mut und darüber hinaus Zutrauen zu entwickeln.

> „Weil i denk des hat au mit ner gewissen Haltung zum Tun die ma jetzt net unbedingt grad mit ner mit ner Fachweiterbildung irgendwie lernen kann ich denk des hat schon viel mit Erziehung einfach au zum Tun.“[99]

> „Und natürlich habe ich immer Menschen erlebt die anwaltschaftlich handelten und die hab ich sehr bewundert und ich hab versucht ihnen NACHzueifern oder ich hab versucht das auch zu lernen und heute gelingt es mir (…) bei meinen Eltern zum Beispiel.“[100]

Während bei einigen eine Art genetische Veranlagung, Erziehung oder das Lernen am Modell bei der Entwicklung des Mutes eine Rolle spielen mag, scheint es bei

[96] Vgl. Interview 2, 559–574: vgl. Interview 3, 70–71; vgl. Interview 4, 20–21.496–498; vgl. Interview 5, 428–434.438–440; vgl. Interview 7, 601–603; vgl. Interview 12, 81–82.84–88; vgl. Interview 13, 484–496; vgl. Interview 14, 146–148; vgl. Interview 15, 105–106.253–255.

[97] Interview 1, 606–611.

[98] Interview 9, 283–284.

[99] Interview 3, 336–338.

[100] Interview 1, 35–37.44.

anderen Pflegekräften die wachsende Lebens- und Berufserfahrung zu sein, die zur Entwicklung einer solchen Eigenschaft beiträgt. Insofern könnte der Mut ein Aspekt im Blick auf die Übernahme von Verantwortung sein, der Berufsanfängern und berufserfahrenen Pflegepersonen gemein ist. Eine Pflegekraft auf der neonatologischen Intensivstation fasst die Mehrdimensionalität solcher Verantwortung mit den Worten zusammen:

> „Ich bin ja verantwortlich für das KIND ich bin verantwortlich für die SITUATION um das Kind ich bin verantwortlich sozusagen letztendlich auch für die Eltern dass das funktioniert ich bin verantwortlich dass alles regelgerecht gemacht wird für die Medikamentengabe ich bin verantwortlich letztendlich bin ich verantwortlich für alles was mich mit dem Kind betrifft und auch in Beziehung zum Arzt und zu meinen Kolleginnen und zu den Eltern.“[101]

Gleiches gilt im Blick auf die Erwachsenenpflege wie eine Intensivpflegefachkraft bestätigt:

> „Man fühlt sich natürlich verantwortlich weil man auch verantwortlich IST ich finde der Mensch der quasi die Pflegekraft die eingeteilt ist für GENAU diese zwei Patienten oder diese DREI Patienten ist der einzige Fürsprecher den dieser Patient gerade hat wenn WIR nicht für unsere Patienten sorgen als Pflegekräfte und auch Richtung Ärzte dafür sorgen dass entsprechende Therapien stattfinden oder dass sie auf Dinge aufmerksam gemacht werden und so weiter und so fort WER dann.“[102]

b) Emotionen als Triebfedern

Zu den Überzeugungswerten, dem Willen zur Verantwortungsübernahme und der Charaktereigenschaft des Mutes oder Zutrauens können als weitere Triebfedern advokatorischen Handelns Emotionen hinzukommen. Eine Pflegekraft der Neurologie und Frührehabilitation bringt das wie folgt ins Wort:

> „Wenn es um ein menschliches Schicksal geht werde ich nie unparteiisch sein können also des glaub ich so für mich (…) des is glaub ich bei mir dieses Leidenschaftliche ja ich bin zwar ruhiger geworden insgesamt aber DA kommt dann doch ne große Leidenschaft **äh** zutage sehr viel Temperament.“[103]

[101] Interview 10, 564–569.

[102] Interview 15, 323–328.

[103] Interview 4, 579–580.583–585.

Neben einer großen Leidenschaft oder viel Temperament können Gefühle wie Wut und Empörung den advokatorischen Handlungsentschluss verstärken:

> „Da (.) ging es um ein **äh** ein Placebo zu geben anstelle der Schmerzmedikation und da ist mir auch die Hutschnur geplatzt das war noch vorher das war noch ganz am Anfang wo niemand wirklich einschätzen konnte ob sie diese Schmerzen hat und **äh** da **äh** also das würd ich niemals tun.“[104]

Auch emotionale Aspekte wie Empathie[105] und/oder eine Intuition[106] werden als hilfreich im advokatorischen Handlungsentschluss beschrieben:

> „Ist auch irgendwie so Intuition keine Ahnung (…) Also es ist halt bei den Frühgeborenen auch so oder bei Neugeborenen dass innerhalb von zwei Stunden kann ja wirklich die Welt beendet sein sag ich mal **ähm** deshalb ist es eben auch so wichtig dass man beobachtet.“[107]

5.2.3 Advokatorische Vorgehensweisen

Die bisherigen Ausführungen zur Motivation haben gezeigt: Es gilt, etwas als gut Erkanntes resp. einen sich zu eigen gemachten Wert angesichts einer Anforderungssituation in ganz konkreten Akten des Handelns durchzubuchstabieren. Advokatorische Pflegekompetenzen zeigen sich bei der Bearbeitung spezifischer Anforderungssituationen, die zugleich strategische Anwendungssituationen sind. Dabei gilt es, bereits erworbene pflegerische Fähigkeiten und Fertigkeiten bei der Bewältigung advokatorischer Herausforderungen eigenständig und kreativ einzusetzen. Hier stellen Pflegekräfte unter Beweis, was sie in Sachen advokatorischen Handelns bereits konkret können, oder sie regen dazu an, neue Lösungswege zu wagen. Die Anforderungssituationen oder Zwecke advokatorischen Handelns schließen dabei in gewisser Weise schon die Handlungsdimension auf einer abstrakten Ebene ein. Sie geben Bedingungen oder Voraussetzungen an, die in eine konkrete Handlungsentscheidung münden. Es werden also nicht

[104] Interview 5, 206–209.

[105] Vgl. Interview 4, 106–108; vgl. Interview 5, 95–101.103–106.223–229.114–116.236–241; vgl. Interview 11, 317–318.321–324; vgl. Interview 14, 114–125; vgl. Interview 15, 274–281.

[106] Vgl. Interview 5, 32–36; vgl. Interview 8, 137–142; vgl. Interview 9, 555–564; vgl. Interview 10, 439.463–465; vgl. Interview 11, 268.

[107] Interview 10, 439.463–465.

nur Umstände beschrieben, damit etwas passiert, sondern geben auch eine (abstrakte) Richtung vor (z. B. Förderung von Lebensqualität). Über solche Wege advokatorischen Handelns hinaus lassen sich induktiv weitere advokatorische Interventionsoptionen ausmachen. Dazu zählen:

- Initiierung einer ethischen Fallbesprechung;[108]
- Einbezug eines Ethikkomitees;[109]
- Mitarbeit in Qualitätszirkeln[110] zur Optimierung von Behandlungs- und Pflegeabläufen;
- Netzwerkarbeit[111] innerhalb einer Klinik, um mittels ‚kleiner Dienstwege' eine patientengerechte Versorgung zu ermöglichen;
- Sensibilisierung von Vorgesetzten[112] für ein advokatorisches Handeln, damit sie entweder selbst in Anforderungssituationen tätig werden und/oder advokatorisch handelnde Mitarbeiter durch den Rückhalt der vorgesetzten Person unterstützen.

5.2.4 Hilfreiche und hinderliche Bedingungen

Eine Pflegekraft sollte sich etwaiger intra-, interpersonaler und kontextueller Bedingungen vor einem Entschluss zu einem advokatorischen Handeln bewusst sein, um sie bei ihrem möglichen Handeln entsprechend einzukalkulieren. Denn: Förderliche und erschwerende Faktoren nehmen Einfluss auf die Bereitschaft, den Entschluss, die Häufigkeit und die Art und Weise sowie das Ausmaß advokatorischen Handelns. So kann ein Wissen um hilfreiche und hinderliche Bedingungen dazu beitragen, gezielt Maßnahmen zu ergreifen, die einem advokatorischen Erfolg zuträglich sind. Wie bereits oben dargestellt spielt der Faktor Mut eine Rolle. Im Blick auf hilfreiche und hinderliche Bedingungen lassen sich am Interviewmaterial weitere intra- und interpersonale sowie kontextuelle Faktoren ausmachen.

---

[108] Vgl. Interview 7, 110–113.207–211.

[109] Vgl. Interview 5, 692–694; vgl. Interview 9, 263–266; vgl. Interview 13, 74–78; vgl. Interview 15, 836–841.

[110] Vgl. Interview 2, 150–157.

[111] Vgl. Interview 2, 148–150.

[112] Vgl. Interview 7, 493–496; vgl. Interview 14, 287–292.296–302.

a) Hilfreiche Bedingungen

Auch wenn eine mehrjährige Berufserfahrung keine zwingende Voraussetzung für ein advokatorisches Handeln ist (siehe Abschnitt 5.1.3), wird sie in den Interviews von etlichen Befragten als ein hilfreicher ***intrapersonaler*** Beitragsfaktor ausgemacht, denn:

> „Mit den Berufsjahren wird man sicherer und man wird **äh** man ist überzeugter von dem **äh** was man tut und was man sagt glaube ich also in vielen Situationen und man merkt auch wenn man diese Gespräche FÜHRT und sich die Zeit dafür NIMMT wenn man sie hat das muss man ja auch sagen.“[113]

Des Weiteren wird eine Begegnungskompetenz der Pflegekraft als hilfreich angeführt, um Patienten und/oder den Angehörigen auf Augenhöhe zu begegnen, Interesse zu zeigen und so die etwaigen Bedürfnisse (besser) zu eruieren, für die ein advokatorischer Einsatz zur Adressierung notwendig wäre[114]:

> „Wenn man sich dann hinsetzt und denen das so nen bisschen erklärt dann merkt man auch im Gespräch wie **ähm** ja das ist schon ja dass die sich schon nen bisschen öffnen und wir fragen ja auch mal andere Sachen also manchmal sagen die Patienten mich hat noch nie jemand gefragt wie ich lebe oder wie das alles zu Hause ist das sind ja so oder was für ne Konfession bin ich das fragt mich sonst nie jemand.“[115]

Auch die Fähigkeit, ruhig und gelassen auf etwas zu warten oder unangenehme Situationen zu ertragen, wird als hilfreiche advokatorische Eigenschaft ausgemacht:

> „Ich lauf nicht weg wenn es schwierig wird ich hab Geduld.“[116]

Schließlich können die Fähigkeit zur kritischen Selbstreflexion und damit eine Offenheit in Sachen Persönlichkeitsentwicklung dazu beitragen, Barrieren advokatorischen Handelns zu identifizieren und künftig zu umschiffen:

> „Es gibt immer was (Patientenruf ertönt) wo man menschlich herausgefordert ist und ich spüre auch Ungeduld auf einmal oder denke *Nee* und dann sagt man sich und frage mich *Was ist das und und was kommt da* und da bin ich selbst und das bis zum Schluss immer wieder angefragt und ich lass mich auch anfragen.“[117]

---

[113] Interview 8, 221–225.

[114] Vgl. Interview 3, 209–214; vgl. Interview 5, 44.49–50.517–522; vgl. Interview 9, 227–235.565–568; vgl. Interview 14, 134–139.140–144.245–246.

[115] Interview 14, 134–139.

[116] Interview 15, 316.

[117] Interview 1, 202–205.

Unter ***interpersonal*** wirksame Faktoren, die advokatorisches Handeln erleichtern, werden der Rückhalt[118] und der Austausch[119] im Team angeführt:

> „Das war ganz spannend weil **ähm** nen Teil dann im Team dann tatsächlich gemerkt haben **äh** als ich kam dass ihre Stimme gehört wird also derjenigen die eigentlich mit den Patienten arbeiten wollten **ähm** und dann sind irgendwann die anderen gegangen."[120]

Eine gute Teamatmosphäre erleichtert nicht nur die Akzeptanz eines advokatorisch handelnden Teammitglieds, sondern generiert über die Möglichkeit einer kollegialen Rückkoppelung weitere Handlungsoptionen, an denen sich ggf. auch andere Teammitglieder mitbeteiligen:

> „Wir reden dann mal miteinander und sagen *Ohhh, das darf doch wohl nicht wahr sein, was die da wieder machen.*"[121]

Ein Lernen am Modell spielt nicht nur bei der Ausprägung handlungsleitender Werte in der Adoleszenz eine Rolle, sondern auch später im beruflichen Leben:

> „Ja ich glaube schon also das das ist wirklich **ähm** man lernt ja immer erst von den Älteren und wenn die es so machen dann kann's ja gar nicht falsch sein und sich dann da irgendwie von zu distanzieren das ist halt eben schwierig **ne** das kann halt eben ich oder das kommt halt eben auch ne N. In ihrem späteren Setting **ne** wo wir halt gesagt haben das machen wir halt nicht aber dafür braucht man halt nen gewisses Standing und dann auch sagen *Ne machen wir halt nicht.*"[122]

Schließlich kommt der Leitungsperson als förderliches Moment im advokatorischen Prozess eine relevante Rolle zu, um andere zu unterstützen:

> „Als ich vielleicht noch nicht selber so den Mut hatte hab ich mir dann immer jemanden gesucht der dann für mich spricht (.) meine Leitung oder so und das hat meistens dann auch irgendwie funktioniert."[123]

---

[118] Vgl. Interview 1, 176; 2, 251–256; vgl. Interview 4, 635–641; vgl. Interview 5, 285–287.288–290; vgl. Interview 7, 461–463.474–481; vgl. Interview 14, 745–747; vgl. Interview 15, 771–783.

[119] Vgl. Interview 1, 244–245; vgl. Interview 14, 357–370.

[120] Interview 7, 461–463.

[121] Interview 1, 243–244.

[122] Interview 6, 561–569.

[123] Interview 13, 432–434.

Zudem kann eine leitende Pflegekraft zu einem Empowerment seiner/ihrer Mitarbeiter:innen beitragen:

> „*Guckt mal also wo ist Euer Unbehagen wenn Ihr mit nem Patienten arbeitet* das ist ja immer ein guter Indikator ne ich fühl mich irgendwie unwohl mit der Situation was genau geht da grade ab warum fühle ich mich da irgendwie nicht wohl (...) und das zu benennen."[124]

Von einer solchen Leitungsperson werden in diesem Zusammenhang Charakterstärke und ein Standing erwartet, um die advokatorischen Anliegen ggf. selbst zu verfolgen[125]:

> „Also dass **ähm** die Leute die jetzt schon lange da sind natürlich tun sie das zu verschiedenen Themen über ihre Patienten hingehen und das auch entsprechend sagen das denke ich machen ALLE **ähm** ich sag jetzt mal gehört werde ich in meiner Position anders Ich bin die Chefin Punkt und damit kommen sie nicht an mir vorbei und damit hab ich nen anderen Stand nochmal das ist klar."[126]

Zu ***kontextuellen*** Faktoren, die einen förderlichen Einfluss auf advokatorisches Handeln Pflegender haben, wurde bereits die Schaffung einer Atmosphäre des Vertrauens und eines positiven Betriebsklimas erörtert (vgl. Abschnitt 5.1.4). Darüber hinaus wird von einigen Befragten das Vorhandensein einer positiven Fehlerkultur genannt.[127] Eine solche positive Fehlerkultur meint, dass Fehler nicht als Misserfolge betrachtet werden, sondern als Chancen zum Lernen und zur verbesserten Erfüllung des Sorgeauftrags beitragen. Diese Kultur fördert einen konstruktiven und produktiven Umgang mit Fehlern:

> „Wenn jetzt eben nen Fehler passiert ist das hatte ich ja oft als PDL **ne** dass nen Mitarbeiter nem Patienten was weiss ich ne falsche Infusion angehängt sag ich ja das kann passieren dafür kann es auch arbeitsrechtlich meiner Ansicht nach keine Konsequenzen geben sondern das Wichtigste ist dass wir zum Patienten gehen und sagen *Jawohl das ist passiert* und dass der die Vorgesetzte sagt Ja ich steht hinter dem der Mitarbeiter der hat halt nen Fehler gemacht den hat er sofort bemerkt den hat er sofort kommuniziert Gegenmaßnahmen sind eingeleitet worden aber wir können den Fehler jetzt nicht mehr rückgängig machen so und da einfach auch zu wissen da hab ich nen

---

[124] Interview 7, 594–596.

[125] Vgl. Interview 9, 59–61.266–269; vgl. Interview 11, 358–360; vgl. Interview 15, 15, 552–558.

[126] Interview 15, 552–558.

[127] Vgl. Interview 2, 358–362; vgl. Interview 7, 603–612.632–642; vgl. Interview 10, 576–581.

Vorgesetzten der auch hinter mir steht und nicht sagt *Das gibt jetzt aber mindestens ne Abmahnung.*“[128]

Wieder andere erachten das Vorhandensein aktueller medizinischer Behandlungspfade als hilfreich, um möglichst zeitnah situationsangemessen zum Wohl des Patienten agieren zu können[129]:

„Wir machen verdammt viel selber also auch was man unter ärztlichen Tätigkeiten natürlich delegieren kann oder unterm Strich auch reinschreiben kann aber wir haben relativ viele Standards ausgearbeitet nach denen wir arbeiten das heißt auf gut deutsch wir haben uns schon mit vielen Dingen festgelegt die sie uns gar nicht verordnen müssen das heißt wir kriegen quasi Zielwerte verordnet und im Rahmen dieser Zielwerte handeln wir selbständig **ne** wir sind auch diejenigen ich mach ne Blutgasanalyse ich sehe das CO_2 ist entsprechend O_2 ist entsprechend oder der Patient kommt mit dem und dem nicht klar dann **ähm** weiss ich **ähm** ich hab von bis sprich seine Sedierungstiefe und ich hab meine anderen Ziele und dann arbeite ich **ähm** im Sinne meiner Grenzen sowieso autark (…) Also wir arbeiten autark wir gehen nur zum Arzt wenn wir ihn brauchen.“[130]

b) Hinderliche Bedingungen

Den hinderlichen Bedingungen, die den Fortschritt advokatorischen Handelns beeinträchtigen oder stören können, lassen sich kontextuelle und psychologische Faktoren zurechnen. Als ein institutionell wie psychologisch wirksamer Faktor gilt ein Mangel an Unternehmenskultur, der eine Einbindung der Mitarbeiter:innen zur Verbesserung von Abläufen erschwert[131] oder eine Wertschätzung pflegerischer Arbeit vermissen lässt.[132]

Als hinderliche ***intrapersonelle*** Faktoren können Einstellungen und Verhaltensweisen von Pflegeperson ausgemacht werden, wie das Lernen am (schlechten) Modell oder eine negative berufliche Sozialisation:

„Es gibt ja auch pflegerische Entscheidungen (...) das sind ja alles auch so Sachen wo ich sage da brauch ich ja gar kein Arzt dazu um um gewisse also mit dem ich mich auseinandersetzen muss sondern das sind ja Haltungen die auch innerhalb des Teams **ähm** entstehen und von daher glaub ich immer ja die Leute haben zunehmend Sachen in der Ausbildung die sicherlich auch dazu **ähm** führen dass dass **ähm** also ethische

[128] Interview 7, 603–612.

[129] Vgl. Interview 9, 400–402; vgl. Interview 11, 373–381; vgl. Interview 15, 423–434.

[130] Interview 15, 423–434.

[131] Vgl. Interview 2, 194–198.

[132] Vgl. Interview 11, 277.

Entscheidungsfindung nen Thema ist wenn sie in der Praxis aber erleben *Wir machen das SO* dann wird das in den Hintergrund treten."[133]

Schließlich werden als mental hinderliche Faktoren Erwartungen[134] von Eltern und/oder deren Überwachung[135] pflegerischer Maßnahmen bei der Versorgung Minderjähriger erlebt, die Druck oder Unsicherheit auf Seiten der Pflegekräfte auslösen. Andere äußern ihre Ängste vor einer negativen Fremdbewertung, die sie vom advokatorischen Handeln zurückhalten:

„Und **ähm** ja ich weiß nicht warum ich weiß nicht ob das auch nur an mir liegt ob ich da nicht irgendwie **äh** also genug Schneid weiß ich gar nicht habe ich hab schon manchmal Angst da jemandem auf den Schlipps zu treten oder dass der dann sagt ja Frau N. die hat da und da und da und die darf da nicht dazwischen oder sowas dass dass ich das auch irgendwie so einhalte."[136]

Als ein hinderlicher ***interpersonell*** wirksamer Faktor, der advokatorisches Handeln seitens der Pflege erschwert, kann eine ärztliche Tendenzaufklärung bezeichnet werden:

„Ich hab auch schon einige erlebt die ABGELEHNT haben die wurden dann über die Konsequenzen relativ drastisch aufgeklärt was dann vielleicht schon wieder manipulativ ist weil je krasser man natürlich formuliert *Dann sterben Sie halt an nem Darmverschluss dann können wir Ihnen auch nicht mehr helfen* ist natürlich die WAHRHEIT aber vielleicht schon manipulativ dass man halt sagt *Wenn Sie jetzt das nicht machen STERBEN Sie.*"[137]

Gleichwohl räumt die interviewte Pflegekraft ein, dass eine drastische ärztliche Aufklärung auch das Potenzial besitzt, etwas zum Guten zu bewegen:

„Manche WISSEN vielleicht auch gar nicht was sie wollen die wollen dann einfach nur nach Hause und ob das dann so gut für die ist weiss ich nicht (lacht) da muss man manche vielleicht auch einfach zu ihrem Glück zwingen die sind dann doch oft froh dass sie geblieben sind und das doch noch haben machen lassen weil es ihnen dann besser gegangen ist."[138]

---

[133] Interview 7, 309.314–319.

[134] Vgl. Interview 5, 363–370.

[135] Vgl. Interview 5, 443–449.

[136] Interview 14, 447–452.

[137] Interview 13, 267–272.

[138] Interview 13, 308–312.

Ebenfalls als hinderlich wird die Nichterreichbarkeit von bestellten Betreuern erlebt:

> „Was mich oft ärgert ist dass man Betreuer nicht bekommt ans Telefon wenn es um wichtige Entscheidungen geht (...) gerade bei gesetzlichen Betreuern erscheint das oft nur ne Nummer zu sein und wenn man dann wenn derjenige operiert werden soll oder so dann sagen die einfach JA obwohl es vielleicht nicht nötig wäre dass das dann gemacht werden muss und das finde ich dann auch oft schwierig und schade.“[139]

Eine Intensivpflegekraft spricht über den mangelnden Rückhalt ihrer Vorgesetzten, der einen advokatorischen Einsatz zusätzlich belastet:

> „Das liegt einfach an diesem System in DIESEM Krankenhaus (...) Es ist halt schwierig also wenn man nicht so funktioniert wie **äh** die Leitung es halt eben möchte dann **ähm** hat man einfach keine guten Karten **ne** also ist man nen bisschen kompliziert dann wird's schwierig Is so.“[140]

Jedoch beschreibt eine frühere Pflegedienstleitung auch ihre Ohnmacht als Führungskraft in Sachen advokatorischen Handelns für ihre Mitarbeiter:innen gegenüber dem ärztlichen Dienst:

> „*Naja wir können den sowieso nicht mehr ändern* und das dann einfach so hingenommen wird was ich schwierig daran finde ist dass es eben immer ein Signal an die Pflege gibt so etwas also selbst wenn ICH als PDL dann rausfliege dass dann natürlich für die Pflege **ähm** so dann **ähm** ne Situation entsteht *Naja wenn DIE schon nicht in irgendeiner Form weiterkommt dann sind wir erst Recht machtlos* und das find ich schwierig **ne** also als Signal auch für ne Institution.“[141]

Mehrheitlich wird zudem in den Interviews als hinderlicher ***kontextueller*** Beitragsfaktor ein Krankenhaus ausgemacht, das sich vornehmlich als Wirtschaftsunternehmen definiert, unter dessen profitorientierter Ausrichtung eine patientengerechte Versorgung leidet[142]:

> „Das EINZIge **ähm** aber das ist eben auch patientenfern diesbezüglich is der Konflikt mit der Betriebswirtschaft **ähm** den sehe ich ganz deutlich also **ähm** die Ziele die

[139] Interview 13, 570–577.

[140] Interview 6, 486–493.

[141] Interview 7, 173–178.

[142] Vgl. Interview 2, 114–123.132–144.282–288; vgl. Interview 7, 127–135.145–147.321–323; vgl. Interview 8, 580–609.648–649; vgl. Interview 11, 293–298; vgl. Interview 13, 56–65.74–77.321–325.327–330.475–479; vgl. Interview 14, 239–242.274–275.860–864.

betriebswirtschaftlichen Ziele **ähm** die sind **äh** meines Dafürhaltens nach eines Hospitals nicht unbedingt deckungsgleich mit denen der Patienten und da **ähm ähm** aber da ärgern sich sehr viele Kollegen **äh** in der Praxis drüber dass betriebswirtschaftliche Entscheidungen auch deutlich **ähm** ja wie soll ich das sagen **ähm** deutliche auch nochmal Leitplanken setzen für die Arbeit und wir sehen das nicht immer unbedingt als den richtigen Weg an betriebswirtschaftlich gesehen vernünftig rational aber **äh** für unsere Arbeit mit dem Patienten an dem Patienten und zum Wohle des Patienten **ähm** das muss nicht unbedingt deckungsgleich sein."[143]

Als Maßnahmen, die nicht dem Wohl des Patienten dienen, werden deshalb auch nicht indizierte diagnostische Maßnahmen und/oder Therapien ausgemacht:

„Ja ich hab das halt auch viel in meiner Weiterbildung gehabt dass gerade onkologische Patienten oft überredet werden noch irgendeine Therapie zu machen obwohl sie das gar nicht MÖCHTEN und dann haben wir halt überlegt warum das so sein könnte und oft war halt der finanzielle Hintergrund ein WICHTIGER Grund."[144]

Zum Teil werden Patienten im Finalstadium aus explorativen Aspekten (und damit ohne therapeutische Relevanz) operiert, damit die Fallzahlen stimmen.[145] Das System der fallpauschalierten Entgelte und eine damit verbundene Verweildauerverkürzung wird insgesamt als ein Faktor genannt, der ein advokatorisches Handeln erschwere:

„Nun muss ich natürlich sagen dass ich zu ner Zeit noch am Bett gearbeitet habe was mir wenn ich mal von mir spreche dass das anwaltliche Handeln **ähm** deutlich leichter gemacht hat weil wir haben viel weniger Patienten gehabt die Patienten haben sehr lange gelegen bei uns **ne** also ne Verweildauer von vier Wochen im Schnitt so wenn man mal im Krankenhaus war kam man so schnell nicht wieder raus ich hab ja noch mit 6-Tage-Woche und TeilDIENST gearbeitet also so dass man die Patienten die Angehörigen die Lebensgeschichte die Lebensumstände die kannte man aus dem Effeff **ähm** das heißt diese ganze Biographiearbeit die ja NOTWENDIG ist um entsprechend handeln zu können die war halt meistens möglich (…) Wenn ich das heute erlebe unter diesem Zeitdruck und da diesem Entlassungsdruck der bei jedem Patienten dahinter steht."[146]

---

[143] Interview 2, 114–123.

[144] Interview 13, 56–59.

[145] Vgl. Gedächtnisprotokoll zu Interview 11.

[146] Interview 7, 127–135.145–147.

Sicher: Ein Krankenhaus ist heute ein Unternehmen, das nicht nur eine soziale Einrichtung zur Gesundheitsversorgung ist, sondern auch wirtschaftlichen Prinzipien unterliegt. Einerseits ist diese Transformation notwendig, um den wirtschaftlichen Erfolg sicherzustellen und den finanziellen Druck zu bewältigen, der durch die Finanzierungssysteme und den Wettbewerb im Gesundheitssektor entsteht. Allerdings kann dies für den Patienten auch bedeuten:

> „Wenn die kein Geld mehr bringen dann müssen sie (.) vom Hofe.“[147]

Des Weiteren werden nicht funktionierende Ethikkomitees als hinderlicher Faktor ausgemacht, die von ihrer Grundidee eigentlich Empfehlungen zu einer patientengerechteren Versorgung bereitstellen könnten.[148] Auch eine mangelnde Einbindung des Palliativdienstes in klinische Behandlungspfade[149], die Abhängigkeit des Palliativ-Konsildienstes von einer ärztlichen Hinzuziehung[150] oder eine ineffiziente Organisation diagnostischer Untersuchungen[151] werden dem Patientenwohl als nicht zuträglich erachtet.

5.2.5 Auswirkungen advokatorischen Handelns und Nicht-Handelns für die Pflegekraft

Advokatorisches (Nicht)Handeln einer Pflegekraft hat Folgen. Ob ein spezifisches, advokatorisches Handeln erneut ausgeübt wird, kann unter anderem davon abhängen, wie eine Pflegekraft die Auswirkungen des eigenen advokatorischen Einsatzes erlebt hat.

a) Positive Auswirkungen

Je positiver eine Wirkung advokatorischen Handelns wahrgenommen wird, desto eher wird eine Pflegekraft dazu neigen, künftig ähnlich zu agieren. Insofern lässt sich hier eine Verbindung zur Motivation herstellen. Dazu trägt beispielsweise eine positive Resonanz seitens des Teams bei, wie eine Kinderintensivpflegekraft berichtet:

---

[147] Interview 14, 274–275.

[148] Vgl. Interview 6, 634–636.

[149] Vgl. Interview 14, 805–811.

[150] Vgl. Interview 14, 30.

[151] Vgl. Interview 6, 409–416; vgl. Interview 13, 339–348.

„Also ich hör dann auch Sachen wie also dass ich immer sehr nett bin und sehr empathisch und **ähm** *Ach das Kind ist jetzt ruhig bestimmt weil Du da warst* und **ähm** ja doch also ich zähl schon als sehr sehr netter Mensch da und ich glaube das zählt dann ja auch dazu also nicht nur gegenüber meinen Kolleginnen und Kollegen sondern den Patienten gegenüber auch.“[152]

Eine Fachkrankenschwester im Operationsdienst berichtet, dass sie trotz kritischer Rückmeldungen seitens des Teams:

„irgendwo ein Vertrauensmensch gewesen (ist, F.K.) zu dem sie hingekommen sind und gesagt haben *Hör mal wie sieht denn das aus? Wie siehst Du das so und so* und da hab ich dann auch gedacht naja da kann meine Art ja SO schlimm nicht sein.“[153]

Auch von Patientenseite wird den Pflegekräften gegenüber Wertschätzung und Dankbarkeit zum Ausdruck gebracht:

„Aber von den Patienten wirklich manche sagen *Ohne Euch hätte ich das hier unten nicht überstanden* und Sie glauben es nicht wirklich schwerstkranke Patienten die keine guten Perspektiven haben die weinen wenn sie unsere Station verlassen ihnen kommen die Tränen weil sie so gut umsorgt und versorgt wurden da unten (…) Die Patienten sind einfach dankbar.“[154]

Ähnliches gilt für Eltern, deren Kinder intensivmedizinisch behandelt werden:

„Die Mama hat mir noch mehr vertraut als vorher schon.“[155]

Ein gerontopsychiatrischer Fachpfleger ist davon überzeugt, dass sein advokatorisches Handeln auch zu einem verbesserten Ansehen der Pflegeprofession in der Gesellschaft beiträgt:

„Die Pflege wird ja eigentlich leider so nen bisschen klein und unbeholfen dargstellt und **äh** ja wenn halt ne Pflegekraft wenn die Profession sich so durchsetzen kann und dann sowas bewirken kann dann is das natürlich au nen Statement das irgendwo nach außen dringt und des vielleicht die Pflege auch nen bisschen puscht in die richtige Richtung.“[156]

---

[152] Interview 5, 278–282.

[153] Interview 12, 424–427.

[154] Interview 11, 277–281.323.

[155] Interview 5, 165–166.

[156] Interview 3, 542–546.

Schließlich berichtet die Mehrheit der Befragten von einem positiven Erleben von Selbstwirksamkeit.[157] Aus einem solchen Empfinden erwächst die Motivation und Zuversicht, künftig ähnliche, neue oder sogar schwierigere Anforderungssituationen bewältigen zu können:

> „Ja kann ich gar nicht so SAGEN also die Krebspatienten liegen mir schon sehr am HERZEN schon wegen der LEBENSQUALITÄT und die haben nicht mehr so lange (...) viele Patienten GEHEN nicht mehr nach Hause oder nicht mehr so wie sie reingekommen sind und da versuche ich da noch irgendwas es ihnen schön zu gestalten das ist halt dann auch was für mich ne Befriedigung dass ich mir dann denke den haste jetzt gut gepflegt."[158]

b) Negative Auswirkungen

Neben den geschilderten positiven Folgen berichten einige Interviewte über unerwünschte oder sogar (sehr) nachteilige Konsequenzen advokatorischen Handelns. Wer sich advokatorisch engagiert, bindet dadurch in einem ohnehin belastenden Beruf zusätzlich Energie:

> „Ja es ist oft sehr dass man sehr viel eigene Energie da reinsetzen muss."[159]

Im Blick auf die Teamatmosphäre kann das advokatorische Handeln einer Pflegekraft eine Minderung ihres sozialen Ansehens und eine Belastung der zwischenmenschlichen Beziehungen nach sich ziehen[160]:

> „Den Preis dass ich dann erstmal ein Archloch bin auf gut deutsch gesagt bei den Kollegen **ne** die Besserwisserin oder **ne** so nen bisschen so auf die Tour."[161]

Wieder eine andere Pflegekraft fühlt sich einem emotionalen Druck durch Vorgesetzte als Reaktion auf ihr advokatorisches Handeln zugunsten von Mitarbeitenden ausgesetzt:

---

[157] Vgl. Interview 1, 199–201.624–628; vgl. Interview 3, 145–146.162–164.482–485; vgl. Interview 4, 50–52; vgl. Interview 5, 166–168.256–260; vgl. Interview 8, 225–226.239–244.251–258.293–298; vgl. Interview 11, 271–275; vgl. Interview 12, 471–478; vgl. Interview 13, 419–420.423–428; vgl. Interview 15, 258–260.

[158] Interview 13, 373–374.376–379.

[159] Interview 13, 439.

[160] Vgl. Interview 1, 178–181.190–194; vgl. Interview 4, 309–312.317–319.323–326.333–334; vgl. Interview 13, 448–449.

[161] Interview 12, 423–424.

> „Sie hat mich sehr persönlich angegangen hat Zeug auf den Schreibtisch geknallt hat ein bisschen im Stationsleitungszimmer rumgeschrien **ähm** nachdem des dann eben auch der Oberarzt wusste der das wollte und die entsprechende Aufsicht **äh** hatte ich auch noch Streitgespräche an diesem Tag mit denen und dann bin ich heimgefahren und hab mir nur gedacht dass ich **ähm** nachdem ich sowieso schon monatelang von wegen **ähm** ich weiß nicht was ich da jetzt irgendwie noch retten soll nicht mehr schlafen konnt bin ich dann nur noch nach Hause gefahren und hab mir gedacht da kann ich nie wieder hin."[162]

Die gleiche Pflegekraft bringt ihren advokatorischen Einsatz mit einer Nichtbeförderung von der Stellvertretung zur Stationsleitung in einen kausalen Zusammenhang:

> „Es war klar dass sie ihn nehmen mit meiner Geschichte die ich mit N.N. im Hintergrund hatte war es klar (...) Und ich weiss dass sie es hassen dass ich in so vielen Dingen die Finger drinnen hab wo sie mich nicht raushalten können."[163]

Schließlich berichtet eine andere Intensivpflegefachkraft sogar von dem Verlust ihrer Leitungsposition im Nachgang advokatorischen Handelns:

> „Ich hab **ähm** damals meine Leitungsposition verloren dadurch (...) **ähm** (3 Sekunden Pause) Für däd N. (...) **ähm** Ich hätte sie nicht permanent überwacht und **ähm** es war nicht jede Stunde ein Blutdruck eingetragen und **ähm** ich hätte nicht immer den Puls kontrolliert und ja das war der Grund."[164]

c) Auswirkungen advokatorischen Nicht-Handelns für die Pflegekraft

Gefragt nach einem Schlüsselerlebnis advokatorischen Handelns erzählen vierzig Prozent der interviewten Pflegekräfte[165] überraschenderweise von ihrem Nicht-Handeln resp. von ihrem Versagen angesichts eines advokatorischen Imperativs. Sie berichten von einem damit einhergehenden Erleben innerer Spannungen, von Verzweiflung und von Schuldgefühlen. Eine Fachkrankenschwester für Intensivpflege schildert folgendes Ereignis[166]:

---

[162] Interview 15, 627–634.

[163] Interview 15, 897–898.1006–1007.

[164] Interview 6, 462–472.

[165] Vgl. Interview 4, 437–459.470–474; vgl. Interview 6, 217–240; vgl. Interview 11, 65–68; vgl. Interview 12, 490–508.550–569.577–578; vgl. Interview 14, 513–518; vgl. Interview 15,106–108.136–152.154–163.165–175.179–187.191–194.205–235.237–241.

[166] P = Pflegeperson; I = Interviewer/Forscher.

P: „Es war ein einundzwanzigjähriger Mann er war mit dem Auto verunfallt (...) und ansonsten war er hirntot und es war klar dass seine Prognose extrem schlecht ist und es war seine Verlobte am Bett gewesen und sie hatten vor zwei Monaten ein gemeinsames Kind bekommen (schluckt hörbar schwer) und sie hat mich zu allem gefragt was ich gemacht hab und und ich habs ihr versucht zu erklären und und ich hab mich total unwohl gefühlt weil der hoffnungsvolle frohe Blick **äh** alles was ich mache und der sieht auch noch so aus als ob er schläft (holt tief Luft) ich kam damit wirklich nicht klar (...) ich hab dann letztendlich meine damalige Stationsleitung ich hab sie dann gebeten mal mit ihr zu reden weil ich ich ihr eben erklärt hab dass ich jetzt wirklich nicht so weiß was ich ihr sagen soll und wie ichs ihr was sagen soll und **ähm** am nächsten Tag und heutzutage würde ich sagen ich war überfordert aber damals hab ichs empfunden ich war zu feige **äh** da wieder reinzugehen (...) und es war klar die Hirntoddiagnostik ist fertig gelaufen und **ähm** unterm Strich wars so dass klar war dass man ihr jetzt nur beibringen muss dass dass ihr ihr Verlobter gestorben ist eigentlich und dass wir jetzt die Maschinen ausdrehen können oder explantieren (holt tief Luft) und ich habs sie hören habs sie weinen hören über die ganze Station und (holt tief Luft) (3 Sek Pause) natürlich würd ich heutzutage hingehen aber damals konnt ichs net und ich weiß noch dass ich wie paralysiert in meinem Zimmer stand (3 Sekunden Pause) und mir gedacht hab eigentlich müsstest de jetzt was tun (4 Sek. Pause) weil mich kennt se schon (3 Sek Pause) und das war mein erstes Erlebnis und ich **äh** (holt tief Luft) und ich hab mir dann anschließend vorgenommen es besser zu machen (3 Sek Pause) (...) ich war letztendlich bei nem andern Patienten eingeteilt also sprich auf gut deutsch an dem Tag an dem des klar war dass er verstirbt war ich eben halt nicht eingeteilt muss man auch net (holt tief Luft) aber heutzutage würd ich darauf achten dass **ähm** auch nen bisschen Kontinuität da ist und natürlich auch gucken dass man die Menschen da drin unterstützt natürlich guck ich jetzt auch dass ich all die Jungen **ähm** im Leben auch nicht da alleine hängen lasse und ihnen entsprechend Unterstützung **ne** in meiner Person zukommen lasse **ne** aber einfach nur ich hab mich in der Verantwortung eigentlich gesehen in der Pflicht gesehen wenigstens rein zu gehen ihr wenigstens herzliches Beileid zu wünschen ihr wenigstens **ähm** keine Ahnung man kann kein Abschied bei uns leicht machen aber man kann alles würdig und und gut gestalten anders gestalten und (2 Sek Pause) und ich hab gelernt (...) Ich hab mich furchtbar gefühlt (2 Sek Pause) mir hats die Tränen in die Augen getrieben ich war kurz vorm Weinen (schluckt hörbar schwer) (6 Sek Pause)

I: Und was und was hat Dich was war die Barriere **ähm**

P: Nicht mitweinen zu müssen (3 Sek Pause) ich wär ja letztendlich auch nur zu ihr hingegangen und eigentlich hät ich nicht gewusst was ich sagen soll des ist die Hürde eins (holt hörbar tief Luft) und die Hürde zwei (atmet hörbar aus) **ähm** (schlucht hörbar schwer) war halt einfach nur gewesen dass ich ihr nicht helfen kann und dass ich außer dass ich dann auch da stehe und mitweine (...) (Das Leiderleben, F.K.) War genauso da weil ich ja wusste was passiert und ich hab sie

> gehört ich hab mich einfach nur schlecht gefühlt weil ich nicht in der Lage war zu ihr hinzugehen (...) weil ich sie im Stich gelassen hatte gefühlt für mich."[167]

Die Interviewpassage belegt, dass das Ereignis noch Jahrzehnte danach präsent ist und die Schilderung mit starken Emotionen verbunden ist. Wenn eine Pflegekraft eine ethisch gebotene Handlung zwar erkennt, aber aufgrund unterschiedlicher Umstände nicht dazu in der Lage ist, diesen Wert zu adressieren, entsteht ein emotionaler Zustand, der als Moral Distress bezeichnet wird. Ein solcher Zustand zeigt sich in Ohnmachtserleben, Depressionen und/oder Ängsten.

5.2.6 Interprofessionelle Zusammenarbeit zwischen Pflegekräften und ärztlichem Dienst

In einem Krankenhaus arbeiten zahlreiche Berufsgruppen zum Wohl von Patient:innen und Angehörigen zusammen. Diese Vielfalt an Berufen ist notwendig, um die komplexen Anforderungen der Patientenversorgung zu erfüllen. In den Erläuterungen zu den advokatorischen Vorgehensweisen (vgl. Abschnitt 5.1.4) sowie den Beweggründen resp. Anforderungssituationen advokatorischen Handelns (vgl. Abschnitt 5.2.1) wurde deutlich, dass Pflegekräfte in diesen Settings am engsten mit dem ärztlichen Dienst zusammenarbeiten, um eine angemessene Versorgung der Patienten zu gewährleisten. Zudem wurden in den Interviews mit den Pflegekräften häufiger Konflikte mit dem ärztlichen Dienst artikuliert. Im Folgenden soll das Interviewmaterial deshalb auf Aspekte gelingender und herausfordernder interprofessioneller Zusammenarbeit im Zuge advokatorischen Pflegehandelns untersucht werden. Schließlich runden Wege zu einer gelingenden Zusammenarbeit von Pflegenden und ärztlichem Dienst das Kapitel ab.

a) Positive Erfahrungen interprofessioneller Zusammenarbeit

Die interprofessionelle Zusammenarbeit zwischen Pflegekräften und dem ärztlichen Dienst zielt darauf ab, die Versorgungs- und Informationsqualität von Patienten und/oder Angehörigen zu erhöhen, deren Zufriedenheit zu verbessern und die Arbeitszufriedenheit der beiden Berufsgruppen insgesamt zu steigern. Bei der Umsetzung von Behandlungsplänen, der Überwachung der Patienten und der Kommunikation von wichtigen Informationen an den ärztlichen Dienst spielen Pflegekräfte eine zentrale Rolle. Zudem haben Ärzt:innen möglicherweise

[167] Interview 15, 138–152.154–163.165–175.179–187.191–194.

die Erfahrung gemacht, dass sie als junge Assistenzärzte ohne die pflegerische Einarbeitung ihren beruflichen Einstieg nur schwer überstanden hätten:

> „Da wir ja auch ein Ausbildungshaus sind sind natürlich bei uns die Ärzte **äh** zum Teil sehr unerfahren und auf uns Pflegende halt auch angewiesen also die Erfahrung im Umgang mit den Patienten kommt schon zum größeren Teil von den Pflegenden."[168]

Dafür sind einige Ärzte recht dankbar:

> „Die unerfahrenen Kollegen sind in der Regel sehr dankbar für Hilfe die sie auch von der Pflege bekommen und DAS sind auch die die schon wissen wie der Tag aussieht und das sind auch die Kollegen die wissen dass sie ALLEINE (3 Sek Pause) ja scheitern."[169]

Eine solche Dankbarkeit – aber auch Abhängigkeit – scheint zu einem wertschätzenden Umgang von Ärzten mit Pflegekräften beizutragen:

> „Also hier ist ja auf den Intensivstationen auf denen ich gearbeitet habe der Dialog und auch die Meinung der Pflegenden auch GESCHÄTZT und der Dialog mit den Pflegenden (...) grade wenn's um Therapiezieländerung Therapiebegrenzung Therapieausweitung (...) dass man schon **äh** als Pflegende auch gefragt wird (...) auch im Rahmen der Ethikkommission wo man auch mal gefragt wird wie man selbst das sieht als derjenige der sich da auskennt mit dem Patienten."[170]

Eine solche Wertschätzung findet für einige ihren Ausdruck in außerberuflichen Begegnungen, die einem guten Miteinander im Krankenhaus ebenfalls zuträglich zu sein scheinen:

> „Teilweise treffen wir uns auch sind befreundet mit den den Ärzten weil das einfach eine Augenhöhe ist die könnten ohne uns nicht und wir natürlich nicht ohne sie aber wir sind auch wie gesagt nicht nur ausführende untergestellte Kraft sondern wenn jemand also man muss schon alles mit den Ärzten zusammen machen."[171]

Schließlich trägt zu einer guten Zusammenarbeit die Achtung von Zuständigkeiten bei:

---

[168] Interview 9, 338–340.

[169] Interview 9, 359–362.

[170] Interview 9, 147–154.

[171] Interview 5, 197–200.

„Wenn ich nen guten Bezug zu den Eltern hab auf jeden Fall aber da das schieb ich dann auch wieder weg weil ich es gibt auch Sachen die sind Ärzteaufgabe und das könne die dann auch selber übernehmen.“[172]

Andere Ärzt:innen wissen aus Erfahrung die pflegerische Expertise und deren advokatorischen Einsatz grundsätzlich zu schätzen:

„NEIN der (Chefarzt; F.K.) ist ganz ganz frisch da der ist tatsächlich ganz ganz frisch da aber der hat schon begriffen wie bei uns der Hase läuft und was er von uns hat und dass wir nichts sagen was nicht Hand und Fuß hat und nicht stimmt.“[173]

Schließlich berichtet eine Intensivpflegekraft über den guten Kontakt zum und Rückhalt durch den Oberarzt, der eine interprofessionelle Zusammenarbeit mit Assistenzärzten erleichtert:

„Das funktioniert so nicht **ne** ich fühl mich hier nicht gut betreut ich will nicht dass ich krank werde ich will nicht dass meine Mitarbeiter krank werden ich will nicht dass ihr das durch die Zimmer tragt und wenn ihr euch nicht dran haltet **ne** dann muss das halt einfach über ne andere Stelle gehen (…) In dem Fall waren es drei und die BEREITSCHAFT eben halt einfach ganz kurz zu zuhören *Hört mal zu so und so* **ne** *wir müssen halt so und so verfahren hygienisch ist das so und so* **ähm** genau und das hat dann nicht funktioniert und dann hat ‘s noch nen Tag gedauert da haben sie dann auch nen dreckiges Bronchoskop aus dem Zimmer rausgetragen und halt nicht so entsorgt wie es normalerweise entsorgt gehört das ist nicht meine Aufgabe das Kindermädchen für die zu spielen was wir ständig spielen **ähm** und dann hat ich es auch leid das Kindermädchen zu sein und eben nachdem ich gesagt bekommen hab dass sie keine Lust haben belehrt zu werden **ähm** hab ich das dem Oberarzt weitergegeben und hab ihm dann die verschiedenen Situationen erklärt **ähm** wie dann eben entsprechend gehandelt wurde was mir dann gesagt wurde und dass ich eben halt keine Lust habe mich darum zu kümmern sondern dass ich davon ausgehe dass es seine Aufgabe ist dass das künftig funktioniert und dann hab ich ihm auch noch ein paar Fotobeweise zukommen lassen und dann gabs eine Hygienefortbildung am nächsten Morgen.“[174]

b) Herausforderungen interprofessioneller Zusammenarbeit

Andere Ärzt:innen tun sich mit der Abhängigkeit und/oder dem Vorsprung in Sachen Wissen, Fähigkeiten oder Effizienz erfahrener Pflegekräfte deutlich schwerer:

---

[172] Interview 5, 527–530.

[173] Interview 15, 544–546.

[174] Interview 15, 510–513.519–532.

> „Und jetzt stellen sie zum ersten Mal in ihrem Leben fest dass sie diejenigen sind die vielleicht weniger Ahnung haben werden's auf keinen Fall zugeben dass sie weniger Ahnung haben **ähm** die wenigsten FRAGEN auch **ne** man muss sie tatsächlich selber drauf stoßen auf das eine oder andere und eben sie sind es nicht gewohnt dass ne Pflegekraft **äh** die eben halt schon lange dabei ist so wie wir alle und wir machen halt alle unseren Mund auf wenn uns was nicht gefällt oder wenn wir denken die Therapie ist hier irgendwie **ähm** fehlgesteuert dann **äh** kriegen die das von uns aufs Butterbrot und zwar prompt direkt und **ähm** manche kommen damit klar dass das Hilfestütze gibt das ist ja auch nicht immer bös gemeint und das heißt auch nicht dass wir die anraunzen sondern dass wir halt dann sagen *Okay so und so schaut's aus* **ähm** *aus dem und dem Grund würde ich das jetzt so und so machen unterm Strich wer heilt hat Recht und natürlich bist Du der Arzt aber wenn es nicht da drinnen steht mach ich es nicht* also die müssen damit klar kommen Widerworte zu bekommen und die müssen damit klar kommen eben dass alles kritisch hinterfragt wird weil eben WIR sind diejenigen die am Bett stehen.“[175]

Pflegekräfte und Ärzte sind zwar jene Berufsgruppen, die direkt am Patienten und mit den Angehörigen arbeiten, doch das pflegerische Sorge- und das ärztliche Therapieverständnis zum Wohl der Anvertrauten sind nicht unbedingt deckungsgleich[176]:

> „So ne Therapiezielfestlegung ist natürlich Arztsache und ist Oberarztsache und das geht drum derjeniger welcher da ist der muss das dann entscheiden und mit seinem Gewissen vereinbaren können aber es gibt natürlich auch immer mal wieder Situationen **ne** da darf man die Kirche wieder ins Dorf zurücktragen weil wir schon längst über einen kurativen Ansatz hinaus sind und weil man den palliativen quasi den Switch einfach verpasst hat.“[177]

Ob daraus ein grundlegendes Problem zwischen den beiden Berufsgruppen erwachsen muss, lässt sich nicht pauschal beantworten. Auch wenn Indikationsstellung, Diagnostik und Therapie Aufgaben des ärztlichen Dienstes sind, gibt es insofern ein Art ‚Zwischenraum‘ zwischen dem Verantwortungsbereich von Ärzt:innen und jenem der Pflege, in dem Pflegende mittels ihrer advokatorischen Interventionen zu einer Verbesserung der medizinischen Versorgung zum Wohl des Patienten oder den Anliegen von Angehörigen beitragen wollen. Ein höheres Lebensalter und Berufserfahrung der Pflegekraft können dazu beitragen, auf ärztlicher Seite Gehör zu finden.[178] Es kann aber auch passieren,

---

[175] Interview 15, 405–419.

[176] Vgl. Interview 7, 65–68; vgl. Interview 15, 351–353.824–828.

[177] Interview 15, 336–342.

[178] Vgl. Interview 10, 279–295.418–420.

dass berechtigte Problemanzeigen seitens der Pflege in Sachen Patientenversorgung von Ärzt:innen nur verzögert adressiert werden, um das eigene Gesicht zu wahren:

> „Es ist wahrscheinlich wie in jeder Uniklinik es ist sehr hierarchisch hier und **äh** es dauert schon ne ganze Weile bis der Assistenzarzt oder Facharzt die nächste höhere Ebene praktisch informiert das macht er nur wenn wenn ihm nichts anderes übrig bleibt."[179]

Wenn dann eine Pflegekraft zum Wohl des Patienten den Dienstweg eigenmächtig ignoriert, ist das ein Risiko, das für eine Pflegekraft einer Intensivüberwachungsstation noch einmal glimpflich ausgegangen ist:

> „Ja und ich hab also auch in seltenen Fällen eine Ebene übergangen und bin direkt zum Oberarzt und hab das auf der Ebene dann geklärt also das schon aber wie gesagt mit den Ärzten das klappt ganz gut mit diesen Stationsärzten (…) Es gab mal ne Situation wo eine Patientin einfach einen Ileus entwickelt hat und das war für die Pflege so eindeutig und die Ärzte hatten einfach nie Zeit ja und dann haben wir gesagt DAS MUSS JETZT MIT CT laufen und da haben wir das dann so gemacht aber das war dann auch in Ordnung also da gab es jetzt nicht etwas Disziplinarisches oder sonst irgendetwas sondern die haben das dann zurückkommuniziert *Okay war gut dass man das so gemacht hat.*"[180]

Aber auch der menschliche Umgang und die Kommunikation mit einem Oberarzt können sich für Pflegende als schwierig erweisen:

> „Dass man so ein Feedback bekommt oder mit dem mal reden kann das geht gar nicht also würde der aus hierarschischen Gründen schon gar nicht machen (...) also da gibt's kein guten Morgen da gibt's kein Hallo **äh äh** *Machen Sie dies machen Sie das* (...) also man kann guten Morgen sagen und geht einfach in den Raum und interessiert den gar nicht."[181]

In manchen Situationen werden von Ärzt:innen Nebenschauplätze betreten, um eine mangelnde praktische Erfahrung, die Abhängigkeit von der Pflege und/oder eigene Stressbelastungen zu kaschieren. Einige Ärzte neigen dann offenbar dazu, Grundsatzfragen beruflicher Zuständigkeiten aufzuwerfen:

---

[179] Interview 11, 97–100.

[180] Interview 11, 342–351.

[181] Interview 11, 141–150.

> „*Du kannst das Beatmungsgerät doch nicht so einstellen* und der natürlich sagt *Äh Moment ich hab hier die Anordnungspflicht und nicht Du* **ähm** wo wir auch immer wieder Grenzfälle hatten wo Pflegende Medikamente verändern möchten weil sie der Meinung sind dass sie nicht korrekt angeordnet worden sind oder die DOSIS eben nicht korrekt ist."[182]

Auch können Unstimmigkeiten zwischen Pflegekräften und Ärzten schnell zu Machtfragen werden:

> „Das kommt vor **äh** Konfrontation im Prinzip auch Machtgeschichten und so (…) Dass das ein Mechanismus ist, der immer wieder passiert auf alle Fälle. Auch in anderen Bereichen und auch in der Medizin."[183]

Eine interprofessionelle Zusammenarbeit zwischen Pflegekräften und dem ärztlichen Dienst ist also spannungsanfällig. Als weitere mögliche Ursache solcher Spannungen wird von einigen Interviewten eine ärztliche Sozialisation ausgemacht, die in einem komplementären Rollenverständnis mündet[184]:

> „Ich habe schon Ärzte erlebt die **äh** mir gesagt haben die Therapie der Weg der Therapie ist immer noch ärztliche Aufgabe und ich soll mich doch als Pfleger auf meine Tätigkeiten begrenzen und alles andere entscheiden andere die dazu eher qualifiziert sind als ich."[185]

Ein solches Rollenverständnis kann wiederum auf Seiten der Pflege Gegendruck erzeugen:

> „Wir lassen uns doch nicht ständig von den Assistenzärzten von diesen jungen Schnöseln sagen wie 's hier zu laufen hat wir sind schon länger hier auf der Station als Pflegepersonal."[186]

Auch wenn die Sorge um die Patienten und um deren Angehörige der eigentliche Ausgangspunkt interprofessionellen Engagements ist, kann es zu Konflikten zwischen den Berufsgruppen kommen. Ist die Atmosphäre erst einmal aufgeheizt,

[182] Interview 7, 340–344.

[183] Interview 1, 317–322.

[184] Vgl. Interview 2, 446–455; vgl. Interview 4, 152–156; vgl. Interview 7, 187–195.333–334.359–357; vgl. Interview 12, 402–412; vgl. Interview 14, 397–410; vgl. Interview 15, 387–389.

[185] Interview 9, 258–261.

[186] Interview 7, 334–336.

wird ein gutes Miteinander schwierig.[187] Daher scheint eine weitere mögliche Ursache interprofessioneller Konflikte in den Bereichen von Kommunikation und Argumentation zu liegen. Insofern trägt ein advokatorischer Einsatz von Pflegekräften für eine aus ihrer Sicht geeignete Optimierung der Patientenversorgung sogar das Risiko, kontraproduktiv zu wirken, wenn sich auf ärztlicher Seite dadurch der Standpunkt verhärtet:

> „Ja das ist so ich hab das angeordnet und das wird jetzt so gemacht."[188]

Als eine weitere Herausforderung interprofessioneller Zusammenarbeit wird seitens der Pflegekräfte eine mangelnde ethische Sensibilität des ärztlichen Dienstes für eine ethisch angemessene Behandlung ausgemacht:

> „Der sagt der sagt die haben auch Pflichtveranstaltungen dazu und ich glaube auch dass das zunimmt **ähm** dass es Teil der **äh** der Ausbildung ist aber das ist ja wie in auch wie in der Pflegeausbildung das eine ist die Theorie und das andere ist die Praxis."[189]

Schließlich muss im Blick auf die Gruppe der Pflegenden kritisch festgehalten werden, dass eine öffentliche Zurechtweisung des Arztes – so sachlich angezeigt eine Kritik auch sein mag – nicht nur die interprofessionelle Zusammenarbeit belasten kann, sondern auch der Achtung der Person nicht gerecht wird:

> „Dann hab ich über den ganzen Flur **ähm** zu dem Arzt der auch erfahren is und höher gestellt ist als ich und das ist einfach aus mir rausgeplatzt und ich hab mich geärgert dass er nicht vorher dieses Medikament gegeben hat und die Mutter hatte mir das gesagt sie hatte das nicht in der Situation gesagt sie hat dann gesagt *N. der hat das vorher gar nicht gegeben das war doch abgesprochen Du machst das doch auch immer* und dann war ich stinksauer und bis heute **ähm** bis heute ist das reden wir noch darüber dass er das gemacht hat."[190]

Insgesamt zeigt sich: Ein advokatorischer Einsatz von Pflegenden zu Gunsten einer verbesserten Patientenversorgung und/oder Angehörigenbegleitung steht in der Gefahr das genaue Gegenteil zu bewirken: die Verhinderung einer patienten- oder angehörigengerechten Sorge.

---

[187] Vgl. Interview 9, 414–416.

[188] Interview 13, 225–226.

[189] Interview 7, 305–307.

[190] Interview 5, 138–145.

c) Wege konstruktiver interprofessioneller Zusammenarbeit

Ein Weg zur Vermeidung interprofessioneller Konflikte zwischen Pflegenden und ärztlichem Dienst scheint ein respektvoller Umgang auf Augenhöhe zu sein. Unter solchen Vorzeichen lassen sich pflegerische und ärztliche Interventionen zum Wohl der Patienten besser aufeinander abstimmen:

> „*Passt es gerade oder wann kann ich kommen zum Untersuchen oder wann kann ich das Kind sonografieren* oder irgendwas machen da fragt er die betreffende Schwester und und dann machen sie nen Zeitpunkt aus manchmal passt es DIREKT manchmal ist es auch sag ich mal ne kurze Sache da sag ich *Du schläft zwar gerade aber guckst wenn das ist jetzt kein Problem Du machst ja nicht irgendwie das Kind* das ist also jetzt ne Regel nicht ohne Fragen sofort am Kind rummachen weil der Arzt ja manchmal nicht weiß was war vorher also wenn man dann zum Beispiel wirklich schon zwanzig Stunden da sitzt dass das Kind ruhig wird weil es kein Morphin kriegen darf und weil es schlecht atmet weil es Tachykardien macht und so weiter Sättigungsabfälle und dann kommt dann will jemand reingucken nochmal was untersuchen dann ist echt Stop ja."[191]

Für eine angemessene Patientenversorgung ist es deshalb hilfreich, wenn die Berufsgruppen im Dialog miteinander bleiben:

> „Über alles andere finde ich es auch sinnvoll immer wieder auch nachzudenken auch im Austausch darüber zu sprechen und **äh** auch zu ARGUMENTIEREN ich finde das ist sehr sehr wichtig wir habens ja immer noch mit Menschen hier zu tun und wenn zum Beispiel standardmäßig aus ner Akte **äh** ein blutdrucksenkendes Medikament übernommen wird der Patient aber dauerhaft hypoton bei uns ist dann find ich die Frage der Pflegenden schon angemessen ob man dem jetzt sein volles Programm geben soll richtig und wichtig **ne** oder wenn's um **äh** blutverdünnende Medikamente geht **äh** und der Patient nach der OP sowieso schon ne Blutungsneigung hat und die einfach irgendwann mal standardmäßig weils die Hausmedikation ist mal so angesetzt wurde also da bin ich immer bei meinen Mitarbeitern die auch solche Dinge hinterFRAGEN."[192]

Dazu tragen eine adressatenangemessene Kommunikation und fachliche Argumentation seitens der Pflege bei[193]:

> „Also man kann nur gegenüber Ärzten argumentieren wenn man selber ein sehr hohes Fachwissen hat und sich sprachlich in der Kommunikation der Ärzte angleicht weil dann des is meine Erfahrung **äh** erst dann wird man wirklich ernst genommen als

[191] Interview 10, 330–341.

[192] Interview 9, 403–412.

[193] Vgl. Interview 4, 185–194; vgl. Interview 9, 289–291; vgl. Interview 10, 402–413.

Krankenschwester also man muss schon sehr oft sachlich fachlich **äh** mit Ärzten reden nicht mich allen aber bei vielen hat das ne größere Wirkung."[194]

Auch das Bewusstsein um den jeweiligen Charakter des Arztes/der Ärztin kann hilfreich sein, eine kluge Vorgehensweise zugunsten einer besseren Patientenversorgung zu wählen:

„Es gibt ja SEHR charakterstarke Ärzte es gibt auch sehr also die sehr schnell eingeschnappt sind wenn man ihre **äh** Kompetenz untergräbt (…) Da muss man sehr individuell drauf reagieren ich mein wenn es ein ganz neutraler Arzt der ist halt Arzt der ist nicht Pro und Contra dann würd ich sagen ich würde ihm erklären *Du jetzt die Situation sieht so und so aus komm in ner Stunde nochmal dann können wir drüber reden* (…) also das funktioniert eigentlich dann auch immer ganz gut also nicht jetzt halt stop nie wieder geh weg sondern tatsächlich immer diese **ähm** wie sagt man da dazu (…) das Abwägen dass es noch einen Weg gibt also so für beide."[195]

Je nach Person kann es zielführender sein, keinen Druck auszuüben und die Entscheidungsfindung in einer Art zu beeinflussen, die die Autorität des entscheidenden Arztes/der entscheidenden Ärztin nicht untergräbt:

„Es hilft ja **äh** bei der Entscheidungsfindung häufig grade wenn man das Gegenüber so nen bisschen kennt und viele Ärzte sind halt so gestrickt wenn man sie so nen bisschen versucht in die Richtung zu bewegen oder sie die Entscheidung treffen die man selbst vielleicht herbeiführen möchte ihnen aber diese Entscheidungsfreiheit lässt also wenn mir jemand die Pistole auf die Brust setzt kann man auch davon ausgehen dass ich erstmal NEIN sage aber wenn man sich wenn es nachvollziehbar schlüssig ist und man sich darauf vorbereitet und sich vielleicht vorher überlegt wann ein guter MOMENT ist sowas zu sagen (...) bis dahin auch wirklich den Weisungen der mir Weisungsbefugten halt auch nachgehe und nicht sage jetzt muckle ich rum weil ich das nicht will und dann wird man das ist meine Erfahrung dann wird man auch ernst genommen."[196]

Gleichzeitig kann es hilfreich sein, zu signalisieren, dass sich die Verantwortung für eine Entscheidung nicht auf eine einzelne Person konzentriert, sondern dass sie von mehreren Personen mitgetragen wird:

„Dass diese Last der Entscheidung wenn man die bespricht und auf mehrere Schultern wohlwollend verteilt jetzt nicht sagt *Übernimm Du die Entscheidung ich kann das nicht*

[194] Interview 4, 142–147.

[195] Interview 10, 402–413.

[196] Interview 9, 294–302.305–308.

> sondern im Konsens **äh** ne Entscheidung trifft wo man sagt *Jawohl wir sind da alle einer Meinung* dass man diese Entscheidung dann auch für sich besser verarbeiten kann als jetzt der Richter über Leben und Tod zu sein."[197]

Kommt es zu Konfliktsituationen, ist für eine Nachbesprechung zwischen Pflege und ärztlichem Dienst ein ruhiges Setting geeignet:

> „Wir haben das auch hinterher nochmal in Ruhe besprochen und ich hab mich für meinen Ton dann auch entschuldigt und er hat dann auch eingesehen dass er auch nen bisschen auf dem Holzweg da unterwegs war und das hatte sich einfach durch diesen Stress auch wahnsinnig aufgespielt und wir haben dann auch gemeinsam beschlossen dass das nicht nochmal passieren darf."[198]

Allerdings besteht dafür keine Erfolgsgarantie:

> „Daraufhin sind wir nach der Entlassung nochmal **äh** zu ihm (dem Oberarzt, F.K.) hin ich bin mit dem Pfleger der hauptsächlich jetzt versucht hatte eben diesen Konflikt zu lösen nochmal hin daraufhin hat er uns aus dem Büro geworfen (…) Ich habe mich dann auch noch bei seinem Chef beschwert also einfach über den Umgang das hat aber auch nichts also hat auch nichts gebracht."[199]

5.2.7 Selbstsorge

Wenn die interviewten Pflegekräfte über ihr advokatorisches (Nicht)Handeln sprechen, kommen sie auch auf ihr Belastungserleben zu sprechen. Gesprächsbegleitung und Beziehungsarbeit erfordern einen energetischen Einsatz und können dazu führen, dass die Pflegeperson von der Patientensituation, einer Pflegesituation oder einer Bemerkung tief getroffen wird:

> „Klar is ma manchmal en bissl **äh** geneigt auch wenn irgendwie Beziehungsarbeit macht mit Patienten **ähm** Gefahr zu lAUfen dass man sich das einfach selber zu sehr zu Herzen nimmt und dass man vielleicht auch manche Geschichte und manches schwere Schicksal au mit nach Hause nimmt."[200]

---

[197] Interview 9, 247–252.

[198] Interview 12, 606–610.

[199] Interview 7, 77–79.87–88.

[200] Interview 3, 325–329.

Solche und andere beruflichen Herausforderungen können dazu führen, dass Pflegekräfte an ihre Belastungsgrenzen stoßen und eine Auszeit benötigen:

> „Sicherlich bin ich auch schonmal an meine Grenzen gekommen ich war auch schonmal zwei Monate zu Hause weil **ähm** der Druck von allen Seiten tatsächlich vor ein paar Jahren **ähm** tatsächlich net zum Aushalten war und ich das einfach ziemlich furchtbar fand also es ist nicht so als dass ich nicht schon an mein Limit gelaufen bin und ich bin auch schon über mein Limit gelaufen."[201]

Insofern kann Selbstsorge als ein Lernprozess verstanden werden:

> „Ja des war ein Lernprozess des hat mich früher glaub ich oft aufgerieben jetzt achte ich besser auf mich."[202]

Damit Selbstsorge gelingt, sind ein hohes Maß an Selbstreflexion und die Übernahme von Eigenverantwortung erforderlich:

> „MANCHMAL hab ich dann noch die Kraft dazu und manchmal habe ich die Kraft auch nicht mehr dann mache ich muss ich halt sagen dann gucke ich wo kann ich denn noch irgendwas erreichen und konzentriere mich vielleicht eher auf den sterbenden Patienten oder auf den wo ich wirklich irgendwas ausrichten kann auch pflegerisch ich kann leider nicht alle dreißig Patienten **äh** sag ich jetzt mal mich GLEICH mit beschäftigen ich versuche das dann irgendwo punktuell zu machen wo ich denke da ist noch irgendwie Aussicht auf Erfolg."[203]

In Sachen Selbstsorge kommt jedoch nicht nur der Pflegeperson Verantwortung zu, sondern auch das Krankenhaus sollte Maßnahmen ergreifen, um gute Arbeitsbedingungen zu schaffen:

> „Ich find schon vieles ungerecht jetzt auch so speziell im Gesundheitswesen **ähm** dass das halt einfach vieles nur auf Wirtschaftlichkeit beruht und nicht unbedingt dem Patienten irgendetwas BRINGT aber ich LEBE damit und das ist halt manchmal auch Tagesform abhängig wie wie ich mich jetzt gerade einsetze oder wenn ich jetzt den achten Dienst am Stück hatte dann isses halt auch vorbei dann kann ich auch einfach teilweise nicht mehr und dann lasse ich es auch gut sein dann nehme ich aber dann wenn ich vielleicht zwei drei Tage frei hatte dann hab ich wieder neue Energie und nehm dann das Thema unter Umständen nochmal in Angriff."[204]

---

[201] Interview 15, 561–565.

[202] Interview 4, 344–345.

[203] Interview 13, 364–370.

[204] Interview 13, 399–406.

Das Maß an Wohlbefinden der Pflegekräfte nimmt also Einfluss auf die Bewältigung advokatorischer Begleitungsherausforderungen. Dabei zielt eine gute Selbstsorge auf eine Praxis, die sich aktiv um das eigene Wohlbefinden, die eigenen Bedürfnisse und die eigene Gesundheit sorgt. Sie umfasst physische wie psychische Aspekte:

- Meditations-, Konzentrations- und Entspannungsübungen;[205]
- Gelebte Spiritualität und Dankbarkeit;[206]
- Ein Zuhause als Rückzugsort, der Entspannung und Geborgenheit bietet;[207]
- Soziale Kontakte außerhalb des Krankenhauses;[208]
- Freizeitaktivitäten wie Sport, lesen, musizieren, Serien schauen oder Spazieren gehen;[209]
- Wissen um und Beachtung von Belastungsgrenzen;[210]
- Balance zwischen Nähe und Distanz zu Patienten und/oder Angehörigen;[211]
- Offener Austausch in einer guten Teamatmosphäre.[212]

Insgesamt gilt: Wer seine Selbstsorge im Blick behält, fördert sein Wohlbefinden, erkennt und setzt Grenzen, kann konstruktiv mit beruflichem Stress umgehen, vermeidet Burnout und trägt langfristig zu einer gesundheitlichen Balance bei. Wer sich um das eigene Wohlbefinden kümmert, kann sich im beruflichen Kontext auf eine menschliche Begegnung mit anderen besser einlassen. Man zeigt sich achtsamer für die Bedürfnisse von Patienten und Angehörigen, übernimmt Verantwortung in Sachen Bedürfnisadressierung, setzt sich advokatorisch für andere ein und meistert (besser) Herausforderungen interprofessioneller Zusammenarbeit.

---

[205] Vgl. Interview 1, 206–212.

[206] Vgl. Interview 1, 260–264.

[207] Vgl. Interview 4, 375–382.384–390.

[208] Vgl. Interview 2, 531–532; vgl. Interview 8, 307–323.

[209] Vgl. Interview 2, 472–494; vgl. Interview 3, 446.449–452.463–464.466–468; vgl. Interview 5, 261; vgl. Interview 10, 534–536.

[210] Vgl. Interview 1, 436–439.441–442; vgl. Interview 2, 503–508; vgl. Interview 4, 355–359.366–370; vgl. Interview 15, 316–319.

[211] Vgl. Interview 1, 425–429; vgl. Interview 5, 321–328.336–340.376–377; vgl. Interview 10, 204–213.219–221; vgl. Interview 15, 486–489.

[212] Vgl. Interview 5, 255.

5.3 Perspektiven Dritter

Einige Pflegepersonen berichteten in den Interviews von den Auswirkungen eines advokatori-schen Nicht-Handelns und dem damit verbundenen Belastungserleben (vgl. Abschnitt 5.2.5). Zudem wurden in den Interviews von den Pflegenden häufiger interprofessionelle Konflikte mit dem ärztlichen Dienst artikuliert (vgl. Abschnitt 5.2.7). Um wenigstens ansatzweise eine Außenperspektive im Blick auf (1) ein advokatorisches Nicht-Handeln Pflegender und (2) die Perspektive des ärztlichen Dienstes auf die interprofessionellen Konflikte einzufangen, kommen im Folgenden zum ersten Themenfeld eine im Akutkrankenhaus tätige Ergotherapeutin und zum zweiten Themenbereich eine Medizinstudierende und ein Assistenzarzt in der Fachweiterbildung zu Wort. Da das vorhandene Sampling zu klein ist, erfolgte hier keine eigene Kategorienbildung im Sinne von Kuckartz/Rädiker, sondern eine einphasige Sichtung des Interviewmaterials unter den genannten Themenfeldern. Es besteht weiterer Forschungsbedarf.

5.3.1 Sichtweisen einer Ergotherapeutin

Als medizinische Fachkräfte unterstützen Ergotherapeut:innen im Akutkrankenhaus Menschen mit eingeschränkter Handlungsfähigkeit mit Hilfe von alltagsrelevanten Übungen zur Bewältigung des täglichen Lebens, Gedächtnistraining, Bewegungs- und Sporttherapie oder auch Entspannungsübungen. Zur Erfüllung ihres klinischen Auftrags arbeiten Ergotherapeut:innen eng mit dem pflegerischen Dienst zusammen.

a) Advokatorischer Einsatz einer Ergotherapeutin
Im Blick auf eine patientengerechte Sorge berichtet die Ergotherapeutin über Dissonanzen mit den beteiligten Pflegepersonen:

> „Das war keine Synergie sondern ein Gegeneinander und dieses GEGENEINANDER hat mich so aufgeregt ja geärgert wo ich sagte *Hey Leute es geht hier um das GEMEINSAME Wohl unseres anvertrauten Patienten und es geht hier nicht darum welche Berufsgruppe macht hier was besser schlechter.*“[213]

Da die Ergotherapie u. a. darauf abzielt, den Patienten eine möglichst große Selbstständigkeit zu ermöglichen, beispielsweise bei der Körperpflege, beim Ankleiden oder bei der Essenszubereitung, sind es auch diese Bereiche, die sie

[213] Interview 16, 45–48.

besonders im Blick hat. Es ist insbesondere die beobachtete Hilflosigkeit von Patient:innen, die die Ergotherapeutin berührt:

> Die Hilflosigkeit das ist immer wieder THEMA bei MIR wenn ich merke dass jemand hilflos ist **ähm** sich nicht selber mitteilen kann weil er dement ist oder so wenn jemand sagen kann *Okay meine Hose ist voll können Sie mir mal helfen* das ist etwas ganz anderes aber wenn jemand sich nicht äußern kann dann merke ich einfach dass es für mich ein Problem ist wenn ich nicht helfen kann wenn es zeitlich ist oder halt pflegerisch."[214]

Umso mehr erfüllt es die Therapeutin mit Wut und Scham, wenn die Patientenversorgung seitens der Pflege nicht situationsangemessen erfolgt:

> „Wenn ich daran denke dass ich Patienten habe die eingekotet verdreckt in ihrem Bett liegen was auch nicht sauber ist da krieg ich ne WUT richtig WUT diese Patienten können sich oft gar nicht mitteilen wenn ich DAS sehe gehe ich direkt zur Pflege und sage *Hier ist Handlungsbedarf* (...) ich schäme mich für den Patienten der da liegt bloß dreckig hilflos in dem Moment und keiner kommt."[215]

Als Ursache solcher Wut wird der Schutz vor Entwürdigung der Patienten ausgemacht, denn:

> „Ich bin Mensch und ich denke immer ich kann da genauso liegen jeder Mensch von uns kann da liegen und ich finde das oft entwürdigend."[216]

Dazu engagiert sich die Ergotherapeutin auch über ihre eigentlichen Pflichten hinaus:

> „Weil mir die Arbeit wichtig ist und ich mit nem guten Gefühl nach Hause gehen kann ICH für MICH egoistisch für MICH keiner verlangt es keiner bezahlt es ich stell es auch nicht in irgendeiner ich hab grundsätzlich nicht KEINE Stunden aufgeschrieben dass ich Mehrarbeit gemacht habe aber ich möchte rausgehen und mit mir und meinem Tun zufrieden sein."[217]

---

[214] Interview 16, 497–501.

[215] Interview 16, 107–110.118–119.

[216] Interview 16, 125–127.

[217] Interview 16, 418–422.

Als ‚Anerkennung' für ihren patientenorientierten Einsatz erhielt die Ergotherapeutin im Akutkrankenhaus von den Pflegekräften auch einen Spitznamen: „Ärgertherapeutin."[218]

b) Mögliche Ursachen für advokatorisches Nicht-Handeln der Pflege

Berechtigte Schwierigkeiten hinsichtlich einer patientengerechten Versorgung seitens der Pflege werden von der Ergotherapeutin in den Bereichen Zeit- und Personalmangel verortet. Insbesondere bindet die Dokumentationspflicht einiges an Ressourcen.[219] In solchen Belastungssituationen erfolgt ein unterstützender Einsatz bei gewissen pflegespezifischen Aufgaben auch von Seiten der Ergotherapie, der dann als gerechtfertigt eingestuft wird.[220] Anders verhält es sich dagegen, wenn der „Eigenbedarf"[221] der Pflegenden nach Pausen, Kaffee und Zigaretten höher als der Pflegebedarf von Patient:innen eingestuft wird:

> „Weil ich dann auch zum Beispiel weiss dass die Kollegen durchaus draußen sind und rauchen gehen oder dass sie in der Ecke sitzen und Pausen nehmen die gerade eben nicht gerechtfertigt sind also ich sehe auch Missstände in der Pflege und nicht nur wegen dem Pflegebedarf sondern auch wegen dem Eigenbedarf."[222]

Als eine Ursache defizitären Pflegehandelns wird der Mangel an Patientenorientierung ausgemacht:

> „Wir sehen ja wenn ein Patient klingelt dann sehen wir das an der Türe und draußen an der Meldestation und ich beobachte dann durchaus erstmal so die Zeitfenster bewusst WANN da WER hingeht zu WEM (…) und da werden Leute liegengelassen."[223]

Die Pflegekräfte hätten Zeit, könnten sich die Zeit nehmen – sie nehmen sie sich aber nicht.[224] Eine negative Teamatmosphäre und eine damit einhergehende Sozialisation könnte solches Fehlverhalten erklären:

---

[218] Interview 16, 492.

[219] Vgl. Interview 16, 82–84.308.331–332.

[220] Vgl. Interview 16, 86–92.

[221] Interview 16, 116.

[222] Interview 16, 113–116.

[223] Interview 16, 182–184.188.

[224] Vgl. Interview 16, 245–246.

„Die Kultur weil die Mitarbeiter die gut sind halten es da nicht lange aus und lassen sich wegversetzen die packen das nicht."[225]

Ebenso könnte eine Ursache in einer Berufsmüdigkeit mit zunehmendem Lebensalter liegen:

„DIE Pflegekräfte die über 55 sind sind fertig die sind so fertig dass die entlastet werden müssten sie sind abgestumpft frustriert der Pflegeschlüssel stimmt überhaupt nicht (…) Die sind wirklich frustriert fertig die machen ihren Job weil sie ihn müssen aber nicht mehr aus Berufung und ich würde ganz klar sagen bis Mitte Fünfzig geht das und dann kippt das die Pflegenden die älter sind zählen ihre Tage bis zur Rente und wenn Du DIE in der Schicht hast kannst Du nur Kopf unter die Decke und hoffen dass Du nichts brauchst (…) da hab ich alleine jetzt alleine vier Kollegen vor Augen wo wir immer nur denken hoffentlich dürfen die bald in Rente gehen weil so wie die mit den Patienten umgehen das geht gar nicht das geht wirklich gar nicht das ist so lieblos."[226]

5.3.2 Sichtweisen des ärztlichen Dienstes

Nach Aussagen der interviewten Pflegekräfte kann die interprofessionelle Zusammenarbeit mit dem ärztlichen Dienst gelingen – bleibt jedoch häufig eine störanfällige Herausforderung. Es hat sich gezeigt, dass insbesondere konkurrierende Sorge- und Therapieverständnisse sowie Schwierigkeiten in der Kommunikation das Verhältnis zwischen pflegerischem und ärztlichem Dienst belasten können (vgl. Abschnitt 5.2.7).

a) Konkurrierende Sorge- und Therapieverständnisse

Aus den Interviews mit den Pflegekräften könnte der Eindruck entstehen, allein die Pflege setze sich advokatorisch für Patient:innen und/oder deren Angehörige ein. Allerdings wird aus den Interviews mit der Medizinstudentin und dem Assistenzarzt deutlich, dass sich auch der ärztliche Dienst als Anwalt/als Anwältin der Patient:innen versteht:

„Natürlich tagtäglich indem ich gucke wie es ihm geht indem ich ihn untersuche indem ich Medikamente adjustiere Untersuchungen vorschlage anordne und gegebenenfalls nach der Diagnostik auch ne passende Therapie sei es medikamentös sei es

[225] Interview 16, 285–286.

[226] Interview 16, 306–308.314–318.341–344.

konservativ in ner Art von Physiotherapie **ähm** man kann ja auch Spritzen etc. bei Schmerzen machen oder sei es ne operative Indikation zu stellen."[227]

Weitere hilfreiche ärztliche Strategien advokatorischen Handelns sind:

- Sich Zeit nehmen zur Begegnung mit dem Patienten und nicht nur vorbeizuhuschen;[228]
- Dem Patienten auf Augenhöhe zu begegnen;[229]
- Ein respektvoller Umgang, der die Privatsphäre des Patienten achtet;[230]
- Gewährleistung einer autonomen Patiententenentscheidung;[231]
- Ansprechen von Bedenken gegenüber höher gestellten ärztlichen Entscheidungsträgern in einem geeigneten Setting;[232]
- Einspeisen anderer Sichtweisen im Kontext einer ärztlichen Fallbesprechung;[233]
- Intensive Beschäftigung mit der Befundlage von Patienten.[234]

Während sich Pflegekräfte darum bemühen, Patient:innen vor so genannten ‚Strohhalmtherapien' zu schützen, sieht der ärztliche Dienst darin ein legitimes Angebot:

> „Ich finde es gut dass die Ärzte das sagen und ich glaube dass Hoffnung und Motivation ein GANZ WICHTIGER Faktor sind in der Genesung des Patienten auch grade in der Krebstherapie eine psychoonkologische Betreuung ist mittlerweile auch Standard weil der psychologische Faktor so enorm wichtig ist für die Genesung gerade bei Krebspatienten ist aber auch bei chronischen Schmerzpatienten wichtig und ich finde dann dem Patienten zu sagen *Es gibt eine Therapie die können wir machen die hat möglicherweise einen Erfolg ich kann Ihnen nichts versprechen ich kann Ihnen als Arzt NIEMALS ne hundertprozentige Garantie geben meine Therapie die wir jetzt machen ist hundert Prozent erfolgreich das geht ja einfach nicht.*"[235]

---

[227] Interview 17, 26–31.
[228] Vgl. Interview 17, 72–76.
[229] Vgl. Interview 17, 143–145.
[230] Vgl. Interview 17, 146–152.
[231] Vgl. Interview 17, 154–162.
[232] Vgl. Interview 17, 68–70.
[233] Vgl. Interview 17, 59–62.
[234] Vgl. Interview 17, 104–109.
[235] Interview 17, 172–180.

Aber nicht nur in Sachen ‚Strohhalmtherapie', sondern auch aus anderen Anlässen gibt es im Blick auf die Patientenversorgung zwischen dem ärztlichen Dienst und der Pflege gelegentlich abweichende Einschätzungen. Auf ärztlicher Seite wird dies mit der Kontakthäufigkeit und Kontaktnähe der Pflege erklärt:

> „Dass der Patient seinen Emotionen freien Lauf lässt ist ja viel wahrscheinlicher bei der Pflegekraft dass er weint dass er seine Sorgen erstmal so das erste Mal öffnet das ist eher bei der Pflegekraft weil die Hemmschwelle nicht so hoch ist."[236]

Des Weiteren gibt der ärztliche Dienst im Blick auf das advokatorische Eintreten der Pflege zu bedenken, dass sich der Arzt:

> „das Ganze anhört und dann ne Gewichtung macht wie wichtig ist das jetzt muss ich sofort agieren oder reicht das wenn ich in ein zwei Stunden oder morgen reagiere und wenn der gescreent hat *Okay es ist super wichtig ich guck mir das sofort an* dann macht der das auch wenn es jetzt irgendwie um den Taxitransport von Frau XY nach Schleswig-Holstein geht ist das jetzt ehrlich gesagt nicht so wichtig dass der Arzt sich da direkt drum kümmert."[237]

Denn das eigentliche Bemühen um den Patienten und dessen Anliegen liege beim Arzt:

> „Aber dass dann die Pflegekraft sich explizit dafur einsetzt wir machen jetzt das oder wir machen das nicht WEISS ich nicht ich glaub es ist manchmal eine Schlüsselfigur die zum Arzt manchmal geht wenn sie sich große Sorgen macht wenn sie auch sagen wir mal so in dem Job drinnen ist dass es nicht nur nen Job ist sondern ne Berufung für sie dass sie dann eher auf den Arzt zugehen ansonsten glaube ich dass es nicht unbedingt die Schlüsselfigur in der Pflege liegt sondern dann doch im Arzt vor allem dem Stationsarzt der sich nach der Visite noch einmal die Zeit nimmt um auf den Patienten zu zugehen nochmal nachhört."[238]

Wenn Intensivpflegekräfte in Sachen Therapiezieländerung eine ethische Fallbesprechung vorschlagen, wird das vom ärztlichen Dienst zur Anbahnung einer Teamentscheidung sehr begrüßt:

> „wo dann auch die Pflege ein Gespräch initiiert hat mit den führenden Personen ärztlicherseits also den leitenden Oberärzten auch der verschiedenen behandelnden Abteilungen und allen Pflegekräften die teilnehmen wollten der Station und **ähm** was

[236] Interview 17, 123–126.

[237] Interview 17, 300–305.

[238] Interview 17, 126–133.

> SEHR BEGRÜSST wurde also was auch überhaupt nicht das war auch nicht im Streit gemeint oder sowas aber da haben auch die Pflegekräfte festgelegt *Pass auf mit dem Patienten geht's nicht weiter schon ein paar Tage sind wir dran hier* **ähm** *lass uns doch mal alle darüber unterhalten was eigentlich im Sinne des Patienten ist.*"[239]

Wie die Pflege sieht auch der ärztliche Dienst das Krankenhaus als ein Wirtschaftsunternehmen mit der grundsätzlichen Gefahr und dem Risiko einer ärztlichen Tendenzaufklärung zur Ertragsteigerung.[240]

b) Herausforderungen interprofessioneller Kommunikation

In Sachen interprofessioneller Kommunikation berichten Pflegekräfte über einen komplementären Kommunikationsstil des ärztlichen Dienstes, bei dem nicht mehr die Verständigung über eine bestmögliche Behandlung der Patienten im Vordergrund stünden, sondern Fragen professioneller Zuständigkeiten. Unter solchen Vorzeichen kann das Patientenwohl möglichweise sogar leiden (vgl. Abschnitt 5.1.4 und 5.2.6). Einer solchen Einschätzung Pflegender steht die Aussage der Medizinstudierenden gegenüber:

> „Es ist natürlich nicht mehr so dass dieses paternalistische System in der Medizin ist dass der Arzt es anordnet und der Patient macht es sondern man sich auf Augenhöhe begegnet."[241]

Und der Assistenzarzt stellt klar:

> „Also nein DIESES Argument da würde ich meine Hand ins Feuer legen habe ich noch nie gesagt das machen wir jetzt nicht weil ich Arzt bin."[242]

Er sieht in den Beiträgen der Pflege zur Optimierung der Patientenversorgung keinen ‚Angriff' auf die eigene Profession. Im Gegenteil zeigt er sich offen und dankbar für Anregungen der Pflege:

> „Ich hab da auch kein Problem mit wenn mir jemand irgendwas sagt *Pass auf* und wenn der schon zehn Jahre im Geschäft ist dann wäre es ja vollkommen wahnsinnig wenn ich sage *Ich bin aber der Arzt und Du hast keine Ahnung.*"[243]

---

[239] Interview 18, 230–237.

[240] Vgl. Interview 17, 215–239.

[241] Interview 17, 52–54.

[242] Interview 18, 361–362.

[243] Interview 18, 160–163.

Gleichwohl räumt der Arzt ein, dass es natürlich auf eine fachkompetente Problemanzeige durch die Pflegepersonen ankomme, denn:

> „wenn jetzt dann die Pflegekraft zu mir kommt und **äh** mit irgendeinem Nonsense oder was Irrelevantem meiner Meinung nach zu mir ankommt das man sich glaube ich dass das dann viel schwieriger wird."[244]

Weiteres Konfliktpotenzial interprofessioneller Kommunikation gründet in einer unsachlichen Zurechtweisung von Ärzten durch Pflegekräfte, die zum Teil sogar stationsöffentlich erfolgt. Als dafür gerechtfertigte Anlässe werden seitens der Pflege eine mangelnde ethische und menschliche Sensibilität des ärztlichen Dienstes ins Feld geführt (vgl. Abschnitt 5.2.6). Umgekehrt weiß die Medizinstudentin ihrerseits von einem als sehr gravierend erlebtem Ereignis zu berichten, das ihr noch lange in Erinnerung bleiben wird:

> „Das war jetzt auch in der Orthopädie da war ein Patient der war sehr schwer krank also der war kurz davor zu sterben **ähm** und der hatte halt ne Infektion an der Wirbelsäule und hatte einen Verband hinten und aus diesem Verband lief der Eiter raus und das war akut DANN schrie mich eine Schwester an wieso hätte ich noch nicht unter diesen Verband geguckt um ich weiss nicht um acht neun Uhr morgens **ne ähm** das ginge ja nicht ich wäre ja schon ne Stunde lang hier und wieso würde ich da nicht gestern drunter geguckt haben da hab ich erstmal gesagt *So wir sind hier im Krankenhaus wir kümmern uns um alle Patienten gut und unser Ziel ist dass die Patienten gut versorgt sind und ich hab da gestern drunter geguckt da war alles in Ordnung und so in dem Ton reden wir hier nicht miteinander wir sind ein Team und so geht das nicht* dann fing sie wieder an sich so aufzuregen dann hab ich ihr das Gleiche nochmal gesagt und dann war sie noch ein zwei Tage eingeschnappt und dann war sie stinkefreundlich zu mir und dann hab ich mich zusammen mit ihr da hingestellt mit ein zwei anderen Schwestern noch den Patienten fertig gemacht die Wunde verbunden diesen Eiter beseitigt es war wirklich keine schöne Sache aber danach gings dem Patienten immerhin ein bisschen besser aber ich mein wenn du den ganzen Rücken voller Eiter hast und das war wirklich nicht ich mein Du kennst das ja aus Deinem alten Beruf aber das war für den Patienten auch nicht angenehm und dann als Pflegerin da so rumzuschreien in Anwesenheit des Patienten der das auch noch mitbekommt ist ja auch nicht zielführend."[245]

Ähnliche Problemanzeigen in Sachen Tonfall schildert auch der Assistenzarzt:

> „Man kann sich ja nicht davon frei sprechen dass auch so nen bisschen auch DA auch Empfindlichkeiten **ähm** ich glaube da insgesamt dass ich da relativ unempfindlich bin

[244] Interview 18, 167–169.

[245] Interview 17,322–341.

wenn mir jemand was sagt aber ich kann mich natürlich auch nicht davon frei sprechen es kommt auch da einmal natürlich auf die Situation beziehungsweise auch den Ton wie auch immer ich versuch das auch aktiv dann auch immer rauszunehmen also dass ich sage *Jetzt ging mir aber auch der Ton auf die Nerven* oder Ich hab mich jetzt einfach auch angegriffen gefühlt oder hab das Gefühl dass die mich jetzt nicht ernst nimmt dass sie jetzt sowas sagt."[246]

Dabei vermisst der ärztliche Dienst neben Fragen eines wertschätzenden Umgangs ein ausgeprägteres Verständnis der Pflege für ärztliche Arbeitsbelastungen:

„Wir sind immer im Stress und **äh** und es wird auch immer also ich weiss nicht Sie können es sich Sie haben es wahrscheinblich auch selber schon erlebt also wenn man von außen drauf guckt ist es eigentlich Wahnsinn man hat immer fünf Sachen gleichzeitig am Laufen und das Telefon klingelt alle drei Minuten **ähm** da nimmt keiner Rücksicht drauf von den Pflegekräften."[247]

Darüber hinaus erlebt der Assistenzarzt den ärztlichen Dienst als Projektionsfläche pflegerischen Belastungserlebens:

„Sicherlich ist es vom Gefühl her bei mir auch so dass ich (3 Sekunden Pause) auch für den Stress der Pflegekräfte sind wir Ärzte oder also auch oft Aufnehmer irgendwie so die sind natürlich auch oft GENERVT kann ich also das ist die spezifische Situation hier manchmal auf Station aber natürlich auch die Gesamtsituation in der Pflege ist natürlich auch grotesk schlecht muss man sagen auch in den letzten anderthalb Jahren ist es eigentlich noch viel schlechter geworden mit Corona und **ähm** wo wir Ärzte auch also mein Gefühl ist wir nehmen viel mehr wir schlucken wir zu uns und müssen viel mehr Stimmung AUSGLEICHEN wo also es wahrscheinlich vor Jahren noch genau andersrum wo der Gott in weiß einfach sich einmal auskotzen konnte."[248]

Ob ärztlicherseits Kritik von der Pflege angenommen werden kann, hängt nicht nur von der kompetenten, argumentativen Vertretung des jeweiligen Standpunktes, sondern auch von der Teamkultur ab.[249]

[246] Interview 18, 257–264.

[247] Interview 18, 297–301.

[248] Interview 18, 332–341.

[249] Vgl. Interview 18, 286–294.

5.4 Ertrag

In diesem Kapitel erfolgte eine Darstellung der analysierten Interviews im Licht der literaturgestützten Annahmen sowie weiterer induktiv generierter Erkenntnisse. Zum Abschluss der Ergebnisdarstellung erfolgt im Sinne eines essentiellen Ertrags eine Definition sowie eine kurze Theorie advokatorischen Pflegehandelns.

5.4.1 Eine Definition advokatorischen Pflegehandelns

Ein Advokat tritt zugunsten eines anderen als Ratgeber, Mittler, Fürsprecher oder Helfer auf. Angewandt auf das Handeln professionell Pflegender meint dies eine aktive Unterstützung von Patient:innen und/oder Angehörigen, zur besseren Verfolgung ihrer Anliegen im Angesicht unterschiedlicher Anforderungssituationen. Es kann im Namen und besten Interesse von Patient:innen und/oder Angehörigen erfolgen, wenn diese dazu nicht oder nicht mehr in der Lage sind. Unter Berücksichtigung vorhandener Ressourcen sowie förderlicher und hinderlicher Bedingungen zielt eine advokatorische Vorgehensweise nicht nur eine Bedürfnisadressierung ihrer Zielgruppen an, sondern kann sich auf weitere Maßnahmen zur Förderung der Autonomie, des Wohlbefindens und des Nicht-Schadens weiten. Darüber hinaus kann sich advokatorisches Pflegehandeln auf die Zielgruppe der Mitarbeitenden und institutionsbezogene Belange erstrecken. Insgesamt sind einem advokatorischen Pflegehandeln positive wie negative Auswirkungen für die handelnde Person potenziell inhärent.

5.4.2 Eine Theorie advokatorischen Pflegehandelns

In der Ergebnisdarstellung wurde bereits deutlich, dass sich advokatorisches Pflegehandeln zugunsten von Patienten, Angehörigen oder Mitarbeitenden sehr dynamisch und komplex zeigt. Das gilt es bei dem folgenden Theorieentwurf im Blick zu behalten, der aus Gründen der Vereinfachung einen eher linearen Ablauf suggerieren mag.

Um für eine Anforderungssituation von Patienten, Angehörigen (oder Mitarbeitenden) ansprechbar zu sein, gilt es grundlegend als Pflegeperson darum, die eigene Selbstsorge im Blick zu behalten. Es geht dabei um eine hinreichende Sorge um sich selbst sowie um eine Haltung der Achtsamkeit. Idealerweise sind beide Aspekte gegeben, um sich von einer fremden Bedürfnislage ansprechen zu lassen. Zudem gelten fachliche, kulturelle und kommunikative Kompetenzen als förderliche Voraussetzungen für ein advokatorisches Pflegehandeln. Geht man der Frage nach möglichen Ursachen und Beweggründen eines advokatorischen Handelns nach, zeigt sich in Sachen Motivation, dass es der Pflegeperson darum geht, einem verinnerlichten Wert angesichts einer Anforderungssituation Geltung zu verschaffen, um eine gegebene Situation in Richtung der Wertvorstellung zu gestalten. Werte fungieren als Orientierungsstandard und setzen Prozesse zu einem zielgerichteten Verhalten einer Pflegekraft in Gang. Dabei existieren Werte an sich nicht, sondern werden erst real, wenn sie vom Einzelnen willentlich umgesetzt werden, d. h. wenn ein Wert oder etwas als gut Erkanntes mittels Handlungsakten wirklich gesetzt und damit durchbuchstabiert wird. Nicht alle Pflegepersonen richten ihr Handeln nach ähnlichen Werten aus oder nehmen eine gleiche Gewichtung der Werte vor, wodurch sich das nicht advokatorische Handeln einer Gruppe von Pflegepersonen erklären lässt, die emotional zudem nicht darunter leidet. Mögliche Ursachen dafür können in einem Mangel an Patientenorientierung liegen, die in einer negativen Teamatmosphäre und einer damit einhergehenden Sozialisation gründet, oder in einer Berufsmüdigkeit mit zunehmendem Lebensalter. Eine andere Gruppe von Pflegepersonen teilt die Werte guter Pflege von advokatorischen Pflegepersonen, handelt jedoch aus Angst, Druck, Unsicherheit oder anderen Gründen entgegen ihren eigenen Wertvorstellungen nicht und erlebt im Zuge dessen das Phänomen des Moral Distress.

Für advokatorisch handelnde Pflegepersonen steht zwischen der Ursache und dem konkreten advokatorischem Tun angesichts einer Anforderungssituation der Handlungsentschluss zur Übernahme von Verantwortung. Dieser Entschluss kann mit Emotionen wie Leidenschaft für den Beruf, Empathie, Wut oder Empörung als zusätzliche intentionale Triebfeder einhergehen. Hinsichtlich der zu wählenden advokatorischen Vorgehensweise erfolgt eine Abwägung, wie der identifizierte Bedarf am besten adressiert werden kann. Dabei gilt es, bereits erworbene pflegerische Fähigkeiten und Fertigkeiten bei der Bewältigung advokatorischer Herausforderungen eigenständig und kreativ einzusetzen. Hier stellen Pflegekräfte unter Beweis, was sie in Sachen advokatorischen Handelns schon konkret können, oder sie regen dazu an, neue Lösungswege zu wagen. Dazu gehört auch eine Überprüfung der Resonanz auf und eine etwaige Adaption des advokatirischen Pflegehandelns.

Die Entscheidung für das konkrete Handeln als Reaktion auf eine konkrete Anforderungssituation kann sich auf den pflegerischen Verantwortungsbereich fokussieren oder darauf abzielen, Entscheidungen anderer Verantwortungsbereiche (wie des ärztlichen Dienstes) zugunsten eines Bedarfs von Patienten, Angehörigen oder Mitarbeitenden zu beeinflussen. Da die rechtliche Zuständigkeit zur Indikationsstellung, auf deren Grundlage die diagnostischen und therapeutischen Entscheidungen bei gleichzeitiger Beachtung des Patientenwillens getroffen werden, allein beim ärztlichen Dienst liegt, können Pflegepersonen auf diesen Bereich nur über eine fundierte Argumentation und adäquate Kommunikation, die Einberufung einer ethischen Fallbesprechung oder die Hinzuziehung eines Ethik-Komitees Einfluss nehmen. Zum Gelingen interprofessioneller Zusammenarbeit trägt ein wechselseitiger respektvoller Umgang auf Augenhöhe, eine adressatengerechte Kommunikation und fachliche Argumentation in einem ruhigen Setting bei.

Jedes advokatorische Pflegehandeln hat schließlich Konsequenzen, Folgen oder Auswirkungen. Dabei können beabsichtigte Auswirkungen im Sinne der angestrebten Ergebnisse eintreten, die dazu motivieren, künftig ähnlich zu agieren. Zudem gibt es unbeabsichtigte Wirkungen, die mit dem advokatorischen Handeln nicht intendiert, aber vorhersehbar waren, wie das Erleben von Selbstwirksamkeit. Darüber hinaus können, insofern ein anderer Verantwortungsbereich als der pflegerische berührt wird, absehbare Folgen eintreten wie ein interprofessioneller Konflikt mit dem ärztlichen Dienst. Schließlich kann es zu unabsehbaren Auswirkungen kommen wie einer negativen Teamatmosphäre. Im gesamten Prozess advokatorischen Pflegehandelns können intra-, inter- und kontextuelle Bedingungen als hilfreiche und/oder hinderliche Bedingungen erlebt werden, d. h. förderliche und erschwerende Faktoren nehmen Einfluss auf die Bereitschaft, Häufigkeit, die Art und Weise sowie das Ausmaß advokatorischen Handelns. Grafisch lässt sich das Gesagte wie folgt darstellen (Abb. 5.2):

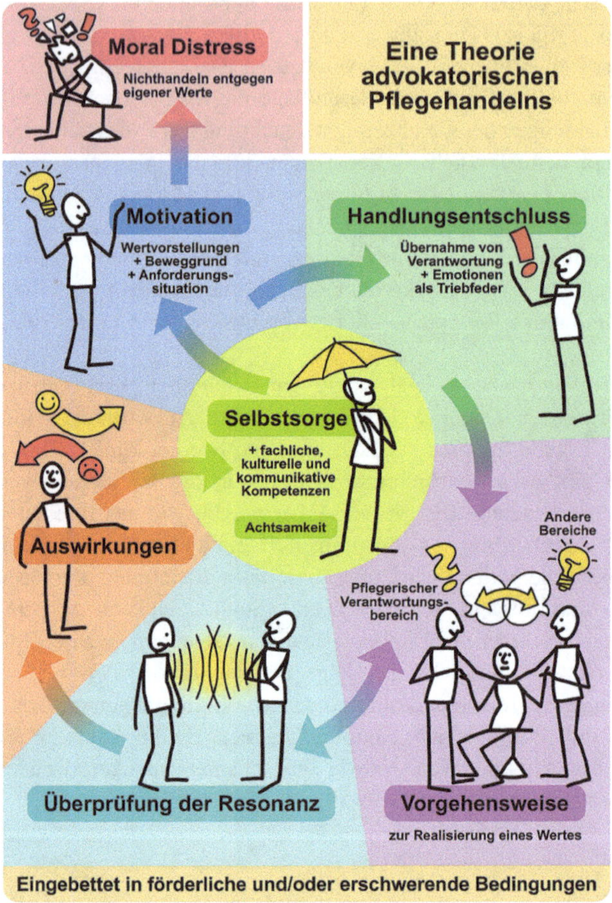

Abb. 5.2 Modell advokatorischen Pflegehandelns

6 Ergebnisdiskussion, Limitation und Ausblick

In der abschließenden Diskussion bleiben die in Kapitel 5 generierte Definition und Theorie advokatorischen Pflegehandelns außen vor. Auch personale Voraussetzungen advokatorischen Handelns wie fachliche und kulturelle Kompetenzen, mögliche Anforderungssituationen und Vorgehensweisen sowie etwaige intra-, inter- und kontextuell wirksame förderlichen und hinderlichen Bedingungen wurden in der Ergebnisdarstellung bereits gewürdigt.

In der folgenden Ergebnisdiskussion wird nun danach gefragt, wie sich das Phänomen advokatorischen Pflegehandelns theoretisch verorten lässt und welche Empfehlungen sich für die Praxis im Umgang mit dem Sujet ableiten lassen. Dazu liegt der Fokus auf folgende drei zentrale Themenfelder:

(1) Wertvorstellungen advokatorisch handelnder Pflegekräfte;
(2) advokatorischer Handlungsentschluss und
(3) interdisziplinäre Zusammenarbeit zwischen Pflegekräften und ärztlichem Dienst.

Nach einem Rückbezug zur jeweiligen Forschungsfrage, einer Zusammenfassung der zentralen Ergebnisse und einer Interpretation der Ergebnisse mit Bezügen zur bestehenden Literatur folgen (exemplarische) Implikationen für die Praxis. Hinweise zu den Limitationen dieser Studie sowie ein Ausblick auf künftige Forschungen runden das Kapitel ab.

F. Knoll, *Dem Menschen eine Stimme geben*,
https://doi.org/10.1007/978-3-658-52255-1_6

6.1 Wertvorstellungen advokatorisch handelnder Pflegekräfte

Die vorliegende Studie befasste sich u. a. damit, ob, aus welchen Motiven und in welchen Situationen Pflegefachpersonen advokatorisch für Pflegebedürftige und/oder deren Angehörige tätig werden. Dabei wurde deutlich, dass sich das Krankenhaus als ein Ort von Ambivalenzen zeigt. Ein gesellschaftlicher Auftrag muss mit professionsbezogenen Eigeninteressen, ethisch-helfenden Aspekten sowie wirtschaftlich-monetären Abrechnungskriterien zusammengebracht werden. Als ein zentrales Motiv advokatorischen Pflegehandelns zeigte sich in den Interviews, dass die befragten Pflegefachpersonen danach streben, verinnerlichten Werten angesichts einer Anforderungssituation Geltung zu verschaffen, d. h. eine vorgefundene Situation in Richtung einer (oder mehrerer) Wertvorstellung(en) zu gestalten. Dabei verorten sich Pflegeende grundsätzlich an der Seite von Patienten und/oder Angehörigen, um deren Bedarfe und individuelle Bedürfnisse wahrzunehmen und zu adressieren und/oder als deren Sprachrohr gegenüber anderen zu fungieren. In einem Interview wurde dabei von dritter Seite bemerkt, dass es auch Pflegepersonen gibt, die nicht patientenorientiert und schon gar nicht advokatorisch handeln würden.[1]

6.1.1 Interpretation der Ergebnisse

Pflegefachpersonen streben im Krankenhaus danach, etwas von dem Wesen ‚guter‘ Pflege zu realisieren. Ein solches Wesen guter Pflege deklinieren sie mit Begriffen wie menschengerechte Pflege, Patientenschutz, Wahrung von Autonomie, Authentizität oder Hilfsbereitschaft durch. Zusammengenommen könnte man im Blick auf das Ob, aus welchen Motiven und in welchen Situationen auch von der Realisierung des übergeordneten Wertes der Patienten- und/oder Angehörigenorientierung sprechen.

a) Patientenorientierung

In den Interviews hat sich gezeigt, dass es im Blick auf die Motivation advokatorischen Handelns insgesamt darum zu gehen scheint, verinnerlichten Werten Geltung zu verschaffen und/oder angesichts einer Anforderungssituation einen Wert zu bewahren. Dies zeigt sich sowohl bei den berufserfahrenen Pflegekräften als auch in der Phase der Primärqualifizierung. Diese Motivation lässt sich unter

[1] Vgl. Interview 16.

dem Topos der Patientenorientierung zusammenfassen. Als zentrales Konzept in der Gesundheitsversorgung stellt eine Patientenorientierung den Patienten/die Patientin (und/oder Angehörige) in den Mittelpunkt der pflegerischen und medizinischen Entscheidungen. Es geht darum, die individuellen Bedürfnisse, Wünsche, Werte und Präferenzen des Patienten zu respektieren und in die Behandlung einzubeziehen. Theoretisch rückbinden lässt sich ein so verstandener Wert an für die Pflege zentralen Dokumenten wie (1) dem ICN-Kodex, (2) Konzepten zur Förderung von Lebensqualität, Spiritualität und Coping oder auch (3) den vier biomedizinischen Prinzipien.

(1) ICN-Kodex

Der *International Council of Nurses* (ICN) wurde 1899 gegründet und hat seinen Sitz in Genf. Ihm gehören über 130 Berufsverbände an.[2] Der *ICN-Ethikkodex* gilt als international anerkannte Leitlinie für ethisches Verhalten im Pflegeberuf und legt bestimmte ethische Werte, Verantwortlichkeiten und berufliche Rechenschaftspflichten fest, die sich explizit an Pflegefachpersonen sowie Pflegeauszubildende richten.[3] In einschlägigen deutschsprachigen Pflegelehrbüchern wie *Pflege Heute* und *Thiemes Pflege* wird er als Basis ethischen Handelns herangezogen.[4] Pflegefachpersonen kommen in der Ausbildung sowie im Beruf mit dem *ICN-Ethikkodex* in Kontakt und werden dazu angehalten, ihr pflegeberufliches Handeln an seinen Empfehlungen auszurichten.[5] Der Begriff des advokatorischen Handelns (engl. advocacy) taucht an mehreren Stellen des *ICN-Kodex* auf wie zum Beispiel unter der Rubrik ‚Nurses and Practice':

> „Nurses are patient advocates, and they maintain a practice culture that promotes ethical behaviour and open dialogue (...) nurses are active participants in the promotion of patient safety. They promote ethical conduct when errors or near misses occur, speak up when patient safety is threatened, advocate for transparency, and work with others to reduce the potential of errors."[6]

---

[2] Unter anderem gehören dem ICN der Deutsche Berufsverband für Pflegeberufe, der Österreichische Gesundheits- und Krankenpflegeverband sowie der Schweizer Berufsverband der Pflegefachfrauen und Pflegefachmänner an.

[3] Vgl. ICN (2021): The ICN code of ethics for nurses: 3.

[4] Vgl. Menche, N. et al. (Hg) (^{8}2023): Pflege Heute: 1442f; vgl. Schewior-Popp, S. et al. (Hg) (^{15}2021): Thiemes Pflege: 181 f.

[5] Vgl. ICN (2021): The ICN code of ethics for nurses: 4.

[6] ICN (2021): The ICN code of ethics for nurses: 12.

Im *ICN-Kodex* findet sich also die Aufforderung zur Beachtung von Werten, Beweggründen oder Anforderungssituationen, die sich einem advokatorischem Pflegehandeln zuordnen lassen. Die Förderung von Gesundheit, die Abwendung von Krankheit und Leid sowie ein würdevoller Tod gelten als erstrebenswert. Dazu benötigen die anvertrauten Menschen phasenweise eine advokatorische Unterstützung anderer. Gleichwohl werden sie als Individuen verstanden, die über die Fähigkeit zur Selbstbestimmung verfügen und sie trotz des bestehenden Unterstützungsbedarfs ausüben können. Darüber hinaus werden nicht nur alle Menschen trotz vorhandener spiritueller, religiöser, nationaler und kultureller Unterschiede als gleichwertig angesehen, sondern sollten auch in der Adressierung ihrer jeweils spezifischen Bedürfnisse unterstützt werden. Da die anvertrauten Menschen in ein soziales Umfeld eingebettet sind, dem sie einen zentralen Stellenwert in ihrem Leben beimessen, kann dieses ebenso zum Adressaten advokatorischen Pflegehandelns werden.

(2) Förderung von Lebensqualität, Spiritualität und Coping

Die Ergebnisse der vorliegenden Studie zeigen, dass advokatorisch handelnde Pflegekräfte eine Antwort auf Bedürfnisse von Pflegebedürftigen und/oder deren Angehörigen zu geben suchen. In den Interviews wurde deutlich, dass Betroffene Unterstützung benötigen, um mit belastenden Situationen des Krankenhausaufenthaltes (besser) umgehen zu können und/oder neue Perspektiven zu entwickeln. Pflegekräfte können die körperliche Genesung unterstützen, emotionalen Beistand anbieten, die Autonomie fördern, zwischen Professionen vermitteln, Angehörige entlasten oder insgesamt danach streben, die Würde der anvertrauten Menschen zu wahren. Eine so verstandene Pflege gestaltet den Krankenhausaufenthalt für Patienten und deren Angehörige deutlich erträglicher. In diesem Sinn lässt sich advokatorisches Pflegehandeln mit Anforderungssituationen aus den Konzepten von Lebensqualität, Spiritualität und Coping in Verbindung bringen, wie sie bereits in Kapitel 2 umrissen wurden.[7] Zwar liegt die Entscheidung darüber, wen die Patienten und/oder Angehörigen aus welchem Anlass und in welchem Ausmaß um eine Unterstützung bitten, in jedem Fall bei ihnen, es braucht jedoch Menschen, die über die erforderlichen menschlichen und advokatorischen Kompetenzen verfügen, um die Betroffenen im Bedürfnis- und Bedarfsfall bei der Förderung ihrer Lebensqualität, bei der Erschließung ihrer immanenten und/oder transzendenten Kraftquellen sowie bei der Auseinandersetzung mit belastenden Lebenssituationen begleitend zu unterstützen. Wenn es in Sachen Lebensqualität um das allgemeine Wohlbefinden und die Zufriedenheit einer Person geht, so fällt

[7] Vgl. Abschnitt 2.4.3.

darunter jede Form der Auseinandersetzung bzw. des Umgangs mit physisch und/oder mental als belastend empfundenen Situationen, welche die Ressourcen einer Person fordern oder sogar übersteigen.[8] Die Ressource Spiritualität kann in diesen Prozessen einen unterstützenden Beitrag leisten, wobei eine der Grundfragen ist, „ob Spiritualität ein umfassenderer Oberbegriff ist, der die existenziellen Komponenten einbezieht, oder ob das Spirituelle das grundlegend Existenzielle färbt und damit eine Unterkategorie des Existenziellen wäre.“[9] Wer sich selbst nicht als religiös oder mit einer transzendenten Macht in Beziehung sieht, wird eher von Existential Care sprechen, wenn es um Sinnfragen oder Aspekte von Zuwendung, Verbundenheit, Hoffnung, Liebe, Schuld, Getragen sein, innerem Frieden, Vertrauen oder Selbsttranszendenz geht.[10] In den vorliegenden Interviews fanden sich keine Anhaltspunkte hinsichtlich einer Adressierung transzendenzbezogener Spiritualitätsbedürfnisse von Patienten und/oder von Angehörigen. Insofern jedoch unter Spiritualität sowohl existenzielle als auch transzendente Aspekte verortet werden, die Kraftzuwachs oder Sinnorientierung in Aussicht stellen (vgl. Abschnitt 2.4.3), kann das advokatorische Pflegehandeln als eine Dimension von Spiritual Care verstanden werden. Zugleich stellt Spiritualität umgekehrt nicht nur eine Ressource für Patienten und Angehörige dar, sondern auch für die helfenden Pflegekräfte.[11] Schließlich belegen die Interviewergebnisse eine pflegerisch-advokatorische Unterstützung von Patienten und/oder Angehörigen in Coping-Prozessen. Dort kamen kognitive, affektive sowie verhaltensorientierte Aktivitäten zum Einsatz, um die Betroffenen darin zu unterstützen, „die auftretenden externalen und internalen Anforderungen zu meistern, entstandene Verluste und Konflikte aufzufangen bzw. einzudämmen sowie das Wohlbefinden der betroffenen Person wiederherzustellen.“[12]

(3) Biomedizinische Prinzipien

Ein advokatorischer Pflegeeinsatz zur Förderung des Wohlbefindens und/oder zum Schutz von Patienten und/oder Angehörigen kann als eine besondere Facette der Patientenorientierung verstanden werden. Dieses Engagement erfolgt also mit

[8] Vgl. Faltenmaier, T./Lessing, N. ([10]2021): Art. Coping: 386.

[9] Büssing, A. (2024): Spiritual Care and Existential Care: 81.

[10] Vgl. Büssing, A. (2024): Spiritual Care and Existential Care: 81; vgl. Büssing, A./Peng-Keller, S. (2021): Spiritual needs of patients with chronic pain disease: 135–146; vgl. Knoll, F. (2020): Mensch bleiben!: 333.

[11] Vgl. Weiher, E. (2024): Warum Spiritual Care eine Ressource für Gesundheitsfachkräfte ist: 273–277; vgl. Kubitza, J. et al (2025): How the consideration of spiritual types could help in coping with moral distress in intensive care: 62–68;

[12] Faltenmaier, T./Lessing, N. ([10]2021): Art. Coping: 386.

einem spezifischen Fokus und im interdisziplinären Dialog mit dem ärztlichen Dienst, da hier häufig Belange berührt werden, die den ärztlichen Verantwortungsbereich betreffen. Ein derartiger Einsatz des Pflegepersonals lässt sich mit Hilfe der vier biomedizinischen Prinzipien theoretisch rückbinden. Sie wurden in den 1970er Jahren von den US-amerikanischen Autoren Tom L. Beauchamp und James F. Childress in dem Werk *Principles of Biomedical Ethics* (1977) formuliert und so einer breiteren Öffentlichkeit zugänglich gemacht.[13] Als Zugang zur ethischen Entscheidungsfindung entschieden sich die beiden Autoren nicht für ethische Theorien mit abstrakten, obersten Prinzipien (wie z. B. die Achtung der Würde), sondern für vier mittlere (ethische) Prinzipien, die im Zuge einer Auseinandersetzung mit ethisch relevanten Fragen aus dem Bereich der Biomedizin zur Anwendung kommen sollen. Inzwischen gelten diese Prinzipien als die vier klassischen Prinzipien der Medizinethik. Sie stehen zunächst gleichberechtigt nebeneinander, sind jedoch im Einzelfall jeweils zu konkretisieren, d. h. sie müssen wechselseitig abgewogen und im Licht neuer Problemfelder überdacht werden. Dazu zählen: (1) der Respekt der Autonomie; (2) das Nicht-Schaden, (3) die Förderung des Wohlbefindens und (4) die Gerechtigkeit. Die genannten vier Maximen zeigen sich nicht nur anschlussfähig an den *ICN-Kodex* und an die *Konzepte von Lebensqualität, Spiritualität und Coping*, sondern stehen in einer langen ärztlichen Tradition des Nicht-Schadens und der Sorge um das Wohlbefinden der Anvertrauten.

Zusammengenommen weisen die drei skizzierten theoretischen Ansätze darauf hin, dass advokatorisch engagierte Pflegefachpersonen potenziell nicht nur in Übereinstimmung mit den geltenden berufsethischen Empfehlungen handeln oder die Lebensqualitäts-, Spiritualitäts- und Coping-Bestrebungen der anvertrauten Menschen unterstützen, sondern auch im Blick auf die vier biomedizinischen Prinzipien anschlussfähig sind.

b) Patientenignorierung

In einigen Interviews fanden sich Indizien dafür, dass es Pflegekräfte gibt, die den Wert der Patientenorientierung nicht in dem Maß oder gar nicht teilen wie advokatorisch handelnde Pflegende. So delegieren einige Pflegefachpersonen pflegeintensive Patienten bevorzugt an andere Kolleg:innen und/oder kommentieren deren advokatorisches Engagement kritisch. Ein solches Verhalten kann mit dem Begriff der Patientenignorierung bezeichnet werden. Ein solches Nichthandeln bezieht sich auf Situationen, in denen die Bedürfnisse, Anliegen oder auch Beschwerden eines Patienten von Pflegekräften (oder Ärzt:innen) nicht oder

---

[13] Vgl. Beauchamp, T./Childress, J. (^{8}2019): Principles of biomedical ethics.

nicht ausreichend wahrgenommen, ernst genommen oder adressiert werden. Dies kann – wie die nachfolgenden Erklärungsansätze von Karin Wittneben, Karin Kersting, Benjamin Kühme und Bettina Flaiz belegen – verschiedene Ursachen und Folgen haben.

(1) Heuristisches Modell der multidimensionalen Patientenorientierung
Im Jahr 1989 präsentierte die Pflegewissenschaftlerin Karin Wittneben erstmalig ein heuristisches Modell der multidimensionalen Patientenorientierung.[14] Darin unternimmt die Forscherin den Versuch zu einer theoretischen Abbildung der Komplexität von Pflegewirklichkeit. Essentieller Bestandteil ihres Modells ist die Annahme, dass pflegerisches Handeln zwischen den beiden Polen der Patientenorientierung und Patientenignorierung oszilliert. Während unter den Bereich der Patientenorientierung alle Aktivitäten zu fassen sind, die einer multidimensionalen Bedürfnisorientierung gerecht werden, fallen unter die Kategorie der Patientenignorierung all jene Aspekte, die den kranken Menschen als Zentrum pflegerischer Aktivität vernachlässigen. Wittneben versucht das pflegerische Handeln mit Hilfe eines abstrakten Stufenmodells zu kategorisieren: Auf die unterste Ebene der Ablauforientierung folgen die Verrichtungs-, Symptom-, Krankheits-, Verhaltens- und Handlungsorientierung.[15] Quer zu allen Stufen verortet Wittneben die Dimension der Interaktions- und Kommunikationsorientierung sowie der interkulturellen Orientierung von Pflege. Damit betont die Autorin, dass sich pflegerisches Denken und Handeln grundsätzlich auf jeder Stufe innerhalb eines Patientenorientierungs- und Patientenignorierungskontinuums abspielt.[16] Die Fokussierung pflegerischer Arbeit auf Abläufe ist dabei für Wittneben die stärkste Form der Patientenignorierung.[17] Mehrere Gründe werden ausgemacht, warum es in der Pflege zu einer Ignorierung von Patient:innen kommen kann. Dazu zählen u. a. Zeitmangel und Arbeitsüberlastung, mangelnde Kommunikationsfähigkeiten, organisatorische und strukturelle Defizite, fehlende Wertschätzung und Anerkennung oder Burnout und psychische Belastungen. In manchen Fällen kann es vorkommen, dass Pflegekräfte eine emotionale Distanz

[14] Vgl. Wittneben, K. (^{5}2003): Pflegekonzepte in der Weiterbildung für Pflegelehrerinnen und Pflegelehrer.

[15] Vgl. Wittneben, K. (^{5}2003): Pflegekonzepte in der Weiterbildung für Pflegelehrerinnen und Pflegelehrer: 14-66.103 ff.

[16] Vgl. Wittneben, K. (^{5}2003): Pflegekonzepte in der Weiterbildung für Pflegelehrerinnen und Pflegelehrer: 103-107.

[17] Vgl. Wittneben, K. (^{5}2003): Pflegekonzepte in der Weiterbildung für Pflegelehrerinnen und Pflegelehrer: 103-107.

zu ihren Patienten aufbauen, um sich selbst vor emotionaler Erschöpfung zu schützen.[18]

(2) Coolout in der Pflege

Eine emotionale Distanz findet sich auch als Ursache patientenignorierenden Pflegehandelns in einer Studie von Karin Kersting.[19] Kersting sucht nach einer Erklärung für den zu beobachtenden Widerspruch aus dem idealen pflegerischen Anspruch einer patientenorientierten Pflege und der realen moralischen De-Sensibilisierung Pflegender im Angesicht von Personalmangel, Arbeitsunterbrechungen, Ressourcenknappheit und anderen wirtschaftlichen Zwängen.[20] Da der strukturell verankerte Widerspruch nicht auflösbar ist, wird er von den betroffenen Pflegekräften in die Konfliktdeutung und -bearbeitung auf eine Weise integriert, so dass es ihnen dennoch irgendwie gelingt, sich den strukturellen Bedingungen des Pflegealltags anzupassen.[21] Kersting fasst diese Bemühungen unter dem Anpassungsphänomen des ‚Coolout' zusammen. Es hat seine Wurzeln in der Ausbildungsphase. Gemeint ist ein Phänomen, „welches komplementär zum Burnout-Syndrom im Alltag auftritt. Nicht das ‚Ausgebranntsein' ist hierbei das Resultat der unterschiedlichen Anforderungen im Arbeitsalltag, sondern das ‚Sich-kalt-machen', und das betrifft im Unterschied zum Burnout-Syndrom alle Pflegenden."[22] Auf diese Weise gelingt es, die vielen Anforderungen des Arbeitsalltags irgendwie mit den begrenzten Ressourcen zu bewältigen und eine nicht patientenorientierte Pflegepraxis zu akzeptieren. Es wird also eine Anpassung an die gegebenen Systemrealitäten vorgenommen.[23] Oder anders: Als pflegerische Norm gilt das, was der Pflegealltag zulässt.[24] In der täglichen Konfrontation mit dem moralischen Konflikt verlieren Pflegende dann sukzessiv ihre Sensibilität gegenüber der Normverletzung, „weil sie verschiedene Modi entwickeln, mit denen sie dies verarbeiten können. Mit diesen Verarbeitungsmechanismen machen sie sich kalt gegenüber dem Widerspruch."[25] Würden die von Kersting

---

[18] Vgl. Wittneben, K. ([5]2003): Pflegekonzepte in der Weiterbildung für Pflegelehrerinnen und Pflegelehrer: 33 ff; vgl dazu auch: Büssing, A. et al. (2017): Work Stress associated Cool Down Reactions among Nurses and Hospital Physicians and their relation to Burnout Symptoms.

[19] Vgl. Kersting, K. (1999): Coolout im Pflegealltag.

[20] Vgl. Kersting, K. ([6]2022): Coolout in der Pflege.

[21] Vgl. Kersting, K. ([6]2022): Coolout in der Pflege: 135–136.

[22] Kersting, K. (1999): Coolout im Pflegealltag: 53.

[23] Vgl. Kersting, K. ([6]2022): Coolout in der Pflege: 137 f.

[24] Vgl. Kersting, K. ([6]2022): Coolout in der Pflege: 139.

[25] Kersting, K. ([6]2022): Coolout in der Pflege: 206.

befragten Auszubildenden das theoretisch Erlernte ernst nehmen, d. h. würden sie versuchen, das in der Theorie Angeeignete in der Praxis umzusetzen, kämen sie in einen moralischen Konflikt. Der Ausweg besteht für sie darin, dass sie sich mit den vorfindbaren Bedingungen des Krankenhauses identifizieren.[26] Auf diese Weise entlasten sie sich vom Handlungsdruck und der Übernahme von Verantwortung für eine patientenorientierte Pflege.[27] Das patientenignorierende Verhalten erklärt Kersting im Rückgriff auf neun Reaktionsmuster. Sie reichen von einer Anpassung an die gegebenen Konventionen ohne Widerspruchserfahrung (fraglose Übernahme objektiv Kälte verursachender Strukturen; Ahnung von Kälte), über Reaktionsmuster praktischer Hinnahme (Muster: Opfer; Täter; Verdrängung der Praxis), Muster fiktionaler Auflösung (Muster: virtuelle Auflösung; definitorische Auflösung; fallweises Aussteigen), Versuche praktischer Negation (Muster: Idealisierung falscher Praxis; Kompensation falscher Praxis; individuelle Auflösung) bis hin zur Einsicht in die immanente Unauflöslichkeit des Widerspruchs (Muster: reflektierte Hinnahme).[28] Als Ursachen werden bei den von Kersting befragten Auszubildenden im ersten und zweiten Ausbildungsjahr das Lernen am Modell, eine negative Sozialisation durch das Team und die Angst vor Sanktionen seitens der examinierten Pflegekräfte als Reaktion auf eine patientenorientierte und damit zeitintensivere Pflege ausgemacht.[29] Für Auszubildende im letzten Jahr spielt in erster Linie die Annahme eine Rolle, dass die Arbeit ohne schnelle und damit patientenignorierende Arbeitsweise nicht bewältigt werden könne.[30] Ähnlich wie in den Interviews der vorliegenden Studie schwimmen nur wenige Probanden „gegen den Strom und klagen für sich ein, die Pflege so durchzuführen, wie sie es für richtig erachten, auch wenn die Situation auf der Station durch Zeitdruck gekennzeichnet ist. Diese Probanden stehen dabei unter Rechtfertigungszwang und müssen ihre Handlungsweise ggf. verteidigen. (…) Man kann annehmen, dass das anstrengend ist, denn dazu bedarf es des Mutes und der Fähigkeit, sich argumentativ auseinandersetzen zu können, und der Selbstzuschreibung von Autonomie."[31] Das von Kersting herausgearbeitete Phänomen des ‚Coolout' thematisiert zwar nicht explizit advokatorisches Pflegehandeln – bietet jedoch auch noch Jahre nach Veröffentlichung ihrer Studie einen Erklärungsansatz für das beobachtete advokatorische Nicht-Handeln von

[26] Vgl. Kersting, K. (^{6}2022): Coolout in der Pflege: 141.
[27] Vgl. Kersting, K. (^{6}2022): Coolout in der Pflege: 199.
[28] Vgl. Kersting, K. (^{6}2022): Coolout in der Pflege: 136–195.
[29] Vgl. Kersting, K. (^{6}2022): Coolout in der Pflege: 138–141.149.198.
[30] Vgl. Kersting, K. (^{6}2022): Coolout in der Pflege: 149.152 f.
[31] Kersting, K. (^{6}2022): Coolout in der Pflege: 203.

Pflegefachpersonen.[32] Darüber hinaus findet sich in den Ausführungen von Kersting – wie auch in den Interviews – das Ausüben von Druck seitens des Teams auf patientenorientiert handelnde Teammitglieder.[33] Auch die von Kersting ausgemachte gleichgültige Einstellung von Pflegenden gegenüber Patienten manifestiert sich in den Interviews in Form überproportionaler Selbstsorge.[34]

(3) Umdeutung von Pflegerealitäten

Wie Kersting fokussiert auch Benjamin Kühme in seiner Studie die Ausbildungsphase angehender Pflegefachpersonen.[35] Kühme geht in seiner Arbeit der Frage nach, ob und wie Auszubildende innerhalb eines an wirtschaftlichen Kriterien ausgerichteten Systems überhaupt eine menschwürdige Pflege erlernen können. Während sich eine Gruppe von Auszubildenden an den Stationsalltag anpasst, neigen andere eher zum Opponieren und versuchen – auch gegen Widerstände – das am Lernort Schule erworbene Wissen und Können im Pflegealltag anzuwenden. Hier zeigen sich Verbindungen zu den Erkenntnissen der vorliegenden Studie.[36] Insgesamt konstatiert Kühme eine Belastung des Pflegepersonals insbesondere durch Arbeitsverdichtung im Nachgang der Einführung des DRG-Abrechnungssystems, das eine Verweildauerverkürzung der Patienten bei gleichzeitiger Zunahme der Pflegeintensität nach sich zog.[37] Als Folge zeige sich eine eingeschränkte Sicht auf Pflege und ihre Methoden (bspw. durch die Vorrangigkeit institutioneller Abläufe und die Unterordnung der Pflegebedürfnisse), „um die Belastung durch Arbeitsverdichtung vermeintlich *selbstbestimmt* aufzulösen."[38] Oder anders: Wo kein als solcher gedeuteter Anlass zur Pflege vorliegt, besteht auch kein Handlungsbedarf.[39] Wie Kersting beobachtet Kühme also eine Umdeutung der Pflegerealitäten. Darüber hinaus werden die erbrachten Pflegeleistungen von den anderen Berufen nur reduziert wahrgenommen, und die Auszubildenden erfahren „weder die Anerkennung anderer Berufsgruppen noch

---

[32] Vgl. Interview 16.

[33] Vgl. Interviews 1; vgl. Interview 4, vgl. Interview 12; vgl. Interview 13; vgl. Kersting, K. ([6]2022): Coolout in der Pflege: 149.153.

[34] Vgl. Interview 16; vgl. Kersting, K. ([6]2022): Coolout in der Pflege: 166 f.

[35] Vgl. Kühme, B. (2019): Identitätsbildung in der Pflege.

[36] Vgl. Exkurs.

[37] Vgl. Kühme, B. (2019): Identitätsbildung in der Pflege: 208. – Das DRG-System ist ein pauschalisierendes Abrechnungssystem, bei dem stationäre Krankenhausbehandlungen weitestgehend unabhängig von der Verweildauer des Patienten über so genannte Fallpauschalen abgerechnet werden. ‚DRG' steht dabei für ‚diagnosis-related groups'.

[38] Kühme, B. (2019): Identitätsbildung in der Pflege: 208.

[39] Vgl. Kühme, B. (2019): Identitätsbildung in der Pflege: 208.

die Akzeptanz ihrer Leistungen innerhalb der Institution.“[40] Schließlich finden weder die Pflege-Patienten-Kommunikation, die Bemühungen zur Steigerung der Begegnungsqualität oder die Umsetzung des Pflegeprozesses einen Niederschlag im DRG-Abrechnungssystem.[41]

(4) Funktionale Ablauforientierung und Fremdbestimmungen der Pflege
Patientenignorierendes Pflegehandeln deutscher Pflegefachpersonen zeigt sich auch in einer ländervergleichenden Studie zwischen deutschen und australischen Pflegekräften von Bettina Flaiz.[42] Insgesamt lassen sich die von Flaiz beobachteten Unterschiede mit Hilfe von vier Dimensionen zusammenfassen: (1) während sich ein deutsches Pflegeverständnis eher verrichtungsorientiert zeigt, ist es bei den befragten australischen Pflegefachpersonen patientenorientiert; (2) während die deutschen Pflegekräfte ihre pflegerischen Entscheidungen eher mit persönlichen Erfahrungen begründen, argumentieren die australischen Kolleg:innen wissenschaftsgestützt; (3) während in Deutschland das Zugehörigkeitsgefühl zum Team und zum Pflegeberuf kaum vorhanden ist, zeigt es sich in Australien sehr ausgeprägt; und schließlich zeigt sich (4) im Blick auf die professionelle Identität bei den deutschen Pflegefachpersonen eine große Abhängigkeit von der Medizin, während die australischen Befragten von einem Arbeiten auf Augenhöhe berichten.[43] Als Ursachen solcher länderspezifischen Differenzen werden unterschiedliche Bildungswege, Berufs- resp. Professionskonstruktionen – vor allem aber auch spezifische Beschäftigungsbedingungen ausgemacht. Wie Kersting und Kühme konstatiert auch Flaiz bei deutschen Pflegefachpersonen eine funktionale Ablauforientierung. Darüber hinaus lassen sich die befragten Pflegenden in Deutschland leichter durch die Ärzteschaft fremdbestimmen.[44] Flaiz arbeitet die Bedeutung professionsförderlicher Rahmenbedingungen für die Pflege heraus, die – das zeigt das Beispiel Australien – nicht nur positive Auswirkungen auf das Erleben von Pflegefachpersonen, sondern auch auf die interprofessionelle Zusammenarbeit haben. Die deutschen Pflegefachpersonen organisieren ihre Arbeit „in Übereinstimmung mit den aus ihrer Sicht bestehenden Vorgaben (.) und weniger mit Wissen oder mit den Bedürfnissen von Pflegeempfängern/-innen.“[45] Zusammengenommen identifiziert Flaiz für die

[40] Kühme, B. (2019): Identitätsbildung in der Pflege: 209.
[41] Vgl. Kühme, B. (2019): Identitätsbildung in der Pflege: 209.
[42] Vgl. Flaiz, B. (2018): Die professionelle Identität von Pflegefachpersonen.
[43] Vgl. Flaiz, B. (2018): Die professionelle Identität von Pflegefachpersonen: 359 f.
[44] Vgl. Flaiz, B. (2018): Die professionelle Identität von Pflegefachpersonen: 299.
[45] Flaiz, B. (2018): Die professionelle Identität von Pflegefachpersonen: 304.

deutsche Interviewgruppe zwei Pflegeverständnisse, die jedoch in beiden Fällen keine patientenorientierte Pflege nach sich ziehen: (1) eine Konform-Orientierung und (2) eine Ideal-Orientierung.[46] Bei der Konform-Orientierung müssen individuelle Patientenbedürfnisse zur Gewährleistung reibungsloser Abläufe ignoriert werden.[47] Denn: Wenn sich Patienten nicht konform verhalten und Bedürfnisse äußern, werden sie zum Störfaktor.[48] Die Arbeitsweise wird nicht „mit pflegerischem Wissen oder auf Basis von Bedürfnissen und Bedarfen der Pflegeempfänger/-innen begründet, sondern mit auf Standards beruhenden Anweisungen sowie abrechnungsrelevanten Vorgaben."[49] Flaiz geht davon aus, „dass die Konform-Orientierung auf übermächtige Strukturen aus Zeit- und Personalmangel zurückzuführen ist, deren Wirkungen von den Pflegefachpersonen nicht (mehr) reflektiert werden."[50] Eine Orientierung an den regelkonformen Abläufen wird als gute Pflege verstanden. Bei der Ideal-Orientierung zeigt sich – ähnlich wie bei Kersting – dass Pflegende zwar danach streben, Patientenbedürfnisse zu realisieren, aber unter den restriktiven Rahmenbedingungen eine Umsetzung kaum mehr möglich ist.[51] Sie resignieren aus Zeitmangel.[52]

6.1.2 Implikationen für die Praxis

Die advokatorisch handelnden Pflegefachpersonen der vorliegenden Studie stehen für eine am Menschen orientierte Pflege. Sie sehen und verstehen die Komplexität von Pflege, leisten Beziehungsarbeit, praktizieren ein hermeneutisches Fallverstehen und verhalten sich patienten- sowie angehörigenorientiert. Die Arbeiten von Wittneben, Kersting, Kühme und Flaiz bieten evidenzbasierte Erklärungsansätze für ein patientenignorierendes Pflegeverhalten an. Im Zuge dessen machen sich Pflegekräfte nicht zum Sprachrohr der Patienten und/oder Angehörigen. Dies wiederum zeitigt negative Auswirkungen auf die Qualität der Patientenversorgung. Zudem belastet es das Vertrauensverhältnis zwischen Patienten und/ oder Angehörigen und Pflegefachpersonal. Nicht zuletzt beeinträchtigt es die Teamatmosphäre.

[46] Vgl. Flaiz, B. (2018): Die professionelle Identität von Pflegefachpersonen: 311.

[47] Vgl. Flaiz, B. (2018): Die professionelle Identität von Pflegefachpersonen: 311.

[48] Vgl. Flaiz, B. (2018): Die professionelle Identität von Pflegefachpersonen: 311 f.

[49] Flaiz, B. (2018): Die professionelle Identität von Pflegefachpersonen: 305.

[50] Flaiz, B. (2018): Die professionelle Identität von Pflegefachpersonen: 313.

[51] Vgl. Flaiz, B. (2018): Die professionelle Identität von Pflegefachpersonen: 314 f.

[52] Vgl. Flaiz, B. (2018): Die professionelle Identität von Pflegefachpersonen: 315.

Da unethisches Verhalten in der Praxis angeeignet wird, kann eine Auflösung der skizzierten Missstände nicht mit Hilfe weiterer normativer Apelle im Rahmen einer theoretischen Ausbildung erreicht werden. Um eine patientenzentrierte Versorgung zu gewährleisten und damit die Qualität der Pflege zu verbessern, gilt es vielmehr, die Ursachenmängel anzuerkennen und auf den jeweiligen Verantwortungsebenen geeignete Maßnahmen zur Förderung einer Patientenorientierung in die Wege zu leiten. Dazu gehören zum Beispiel eine stärkere gesellschaftliche und politische Wahrnehmung advokatorischer Pflegeleistungen, um durch deren Wertschätzung die beruflichen Leistungen transparenter zu machen, das Ansehen zu fördern und die Attraktivität der Pflegeberufe zu steigern. Im Zuge dessen sollten auch Initiativen zur Verbesserung der Rahmen- und Arbeitsbedingungen – insbesondere eine bessere Personalausstattung und -vergütung sowie Abbildung pflegerischer Leistungen in den Entgelten – angegangen werden.

Durch eine Kultur des Respekts, der Empathie und einer Zusammenarbeit auf Augenhöhe kann die Qualität der pflegerischen und medizinischen Versorgung deutlich verbessert werden. Diesbezüglich hat sich in den Interviews gezeigt, dass Führungskräften eine besondere Rolle im Zuge advokatorischen Pflegehandelns zukommt. Infolgedessen scheinen nicht nur für das Sujet sensibilisierende Bildungsangebote für Leitungspersonen, sondern insbesondere Gefäße zur Förderung einer offenen und empathischen Team- und Kommunikationskultur angezeigt.

Patientenorientierung fördert nicht nur die Zufriedenheit und das Wohlbefinden der Patienten, sondern trägt auch zu besseren Behandlungsergebnissen bei. Eine wertschätzende, respektvolle und empathische Haltung gegenüber Patienten ist entscheidend, um eine gute Versorgung sicherzustellen. Dazu bedarf es kontinuierlicher Maßnahmen zur Sensibilisierung des pflegerischen Personals für die Bedürfnisse von Patienten und Angehörigen durch Kommunikationsschulungen und Supervision sowie profunde Praxisbegleitungen für.

6.2 Advokatorischer Handlungsentschluss

Die Analyse hat gezeigt, dass die befragten Pflegefachpersonen danach streben, einem Wert angesichts einer Anforderungssituation Geltung zu verschaffen, d. h. eine vorgefundene Situation in Richtung einer oder mehrerer Wertvorstellungen zu gestalten. Treffen diese Wertvorstellungen auf eine spezifische Anforderungssituation münden sie in einem konkreten Handlungsentschluss. In den Interviews hat sich zudem gezeigt, dass zwischen der vorgefundenen Situation und der advokatorischen Vorgehensweise einer Pflegefachperson deren Entschluss zur

Übernahme von Verantwortung steht. Im Zuge einer solchen Verantwortungsübernahme kommt der Charaktereigenschaft des Mutes eine zentrale Funktion zu, der dazu befähigt, eine als richtig und notwendig erkannte Intervention – auch gegen äußere Widerstände und Nachteile für die eigene Person – in die Wege zu leiten. Dabei hat sich gezeigt, dass Emotionen wie Wut, Empörung und/oder Empathie den advokatorischen Handlungsentschluss verstärken. Darauf nehmen diverse intra- und interpersonale sowie kontextuelle Faktoren einen förderlichen oder auch hinderlichen Einfluss. Im Blick auf die Konsequenzen advokatorischen Pflegehandelns konnten positive wie negative Auswirkungen identifiziert werden. Gefragt nach einem Schlüsselerlebnis advokatorischen Handelns berichteten einige Pflegekräfte von ihrem Nicht-Handeln resp. von ihrem Versagen angesichts eines innerlich bejahten, advokatorischen Imperativs.

6.2.1 Interpretation der Ergebnisse

Analog zu den Interviewergebnissen soll die Übernahme von Verantwortung advokatorisch handelnder Pflegefachpersonen in Bezug auf einige Ansätze aus dem Bereich der Verantwortungsethik exemplarisch vertieft resp. theoretisch rückgebunden werden. In einem weiteren Schritt wird die identifizierte Charaktereigenschaft des Mutes und die Tatsache eines bestehenden Handlungsrisikos im Rückgriff auf das philosophische Konzept der Parrhesie näher beleuchtet. Schließlich erfolgt in einem dritten Schritt eine Einordnung der Erfahrungen nicht-handelnder Pflegefachpersonen angesichts eines innerlich bejahten advokatorischen Imperativs mit Hilfe des Phänomens des Moral Distress.

a) Verantwortungsübernahme und Konsequenzen bei Max Weber

Der deutsche Soziologe und Nationalökonom Max Weber (1864–1920) hat den Verantwortungsbegriff maßgeblich geprägt und ihn als zentrales Konzept in die politischen und ethischen Debatten eingeführt. In seinem Vortrag *Politik als Beruf* aus dem Jahr 1919 findet sich hinsichtlich der Verantwortungswahrnehmung Folgendes:

> „Wir müssen uns klarmachen, daß alles ethisch orientierte Handeln unter *zwei* voneinander grundverschiedenen, unaustragbar gegensätzlichen Maximen stehen kann: es kann ‚gesinnungsethisch' oder ‚verantwortungsethisch' orientiert sein. Nicht daß Gesinnungsethik mit Verantwortungslosigkeit und Verantwortungsethik mit Gesinnungslosigkeit identisch wäre. Davon ist natürlich keine Rede. Aber es ist ein abgrundtiefer Gegensatz, ob man unter der gesinnungsethischen Maxime handelt – religiös geredet: ‚der Christ tut recht und stellt den Erfolg Gott anheim' – *oder* unter

> der verantwortungsethischen: daß man für die (voraussehbaren) *Folgen* seines Handelns aufzukommen hat. (...) Der Verantwortungsethiker (.) rechnet mit eben jenen durchschnittlichen Defekten der Menschen (...) er fühlt sich nicht in der Lage, die Folgen seines eigenen Tuns, soweit er sie voraussehen konnte, auf andere abzuwälzen. Er wird sagen: Diese Folgen werden meinem Tun zugerechnet."[53]

Wenn man die Verantwortung ethisch-theoretisch verorten wollte, so fällt sie unter die Kategorie der Beachtung von Konsequenzen einer Handlung. Verantwortungsethik meint ein Handeln unter der Prämisse, was die Konsequenzen oder die Ergebnisse des jeweiligen Tuns sind. Ein solches (politisches) Überlegen im Sinne von Max Weber meint ein Abwägen, ob eine Handlung vertretbar oder eben nicht mehr vertretbar ist. Oder anders: Entscheidungsträger haben Vor- und Nachteile einer Handlungsentscheidung abzuwägen und sie müssen die Verantwortung für eine solche Entscheidung dann auch wahrnehmen und tragen. Nach Weber passt die Gesinnungsethik insofern nicht zur Verantwortungsethik, weil es seiner Ansicht nach nicht ausreicht, einen guten Charakter herauszubilden, auch wenn aus einem guten Menschen gesinnungsethisch eine gute Handlung folgt oder folgen sollte, sondern der Politiker muss viel stärker die Konsequenzen einer Entscheidung und damit verbundener Handlungen in den Blick nehmen. Natürlich wird auch ein Mensch mit spezifischen Charaktereigenschaften oder Haltungen die Zielperspektive nicht komplett ausblenden (können), aber Weber möchte mit dieser Polarisierung verdeutlichen, wie wichtig es ist, die Folgen eines Tuns zu bedenken und sich nicht aus der Verantwortung dadurch zu entlassen, indem man sie zum Beispiel auf andere abwälzt. Bei begrenzten Ressourcen sind verantwortungsethisch diejenigen Maßnahmen vorzuziehen, welche den größtmöglichen Erfolgs- oder Wirkungskoeffizienten haben. Schließlich benennt Weber auch konkrete (mögliche) Probleme wie zum Beispiel den Mangel an allen Informationen über die Ergebnisse einer Handlung. Es gilt unter den gegebenen Umständen abzuwägen, ob das Handeln prospektiv zu verantworten ist. Folgen können sich dabei nicht nur auf die konkreten Handlungen beziehen, sondern Handeln kann auch negative Folgen für den Handelnden selbst zeitigen. Auch auf das in dieser Studie beschriebene advokatorische Pflegehandeln trifft dies zu (Abb. 6.1):

[53] Weber, M. (1919): Politik als Beruf: 56 f.

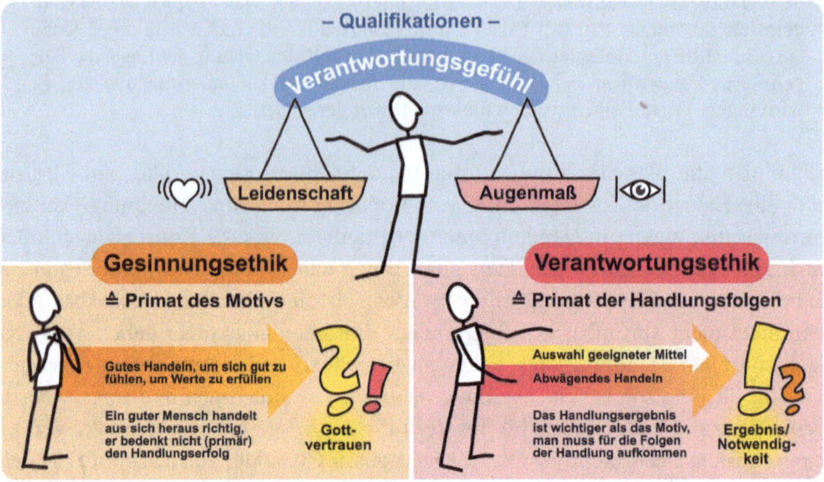

Abb. 6.1 Verantwortungsübernahme nach Max Weber

b) Verantwortungsübernahme und Selbstbeschränkung bei Hans Jonas

Ähnlich wie bei Max Weber geht es auch in dem *Prinzip Verantwortung* bei Hans Jonas um die Konsequenzen aus einem verantwortungsbewussten Handeln.[54] In einer Zeit technischer Um- und Neuaufbrüche dachte Jonas Ende der 1970er Jahre darüber nach, ob es angesichts dessen nicht einer Ethik der Selbstbeschränkung bedarf. Oder anders: Sollten die Menschen nicht gerade trotz der zur Verfügung stehenden technischen Handlungsmöglichkeiten die schlechteste, nicht die beste Konsequenz annehmen, um die Menschheit als solche und die Existenz der Welt nicht zu gefährden (Stichworte: Genforschung; Umweltbelastung). Auch wenn man diesen Impuls damals wie heute zuallererst mit einer Naturethik oder der Ökologiebewegung in Verbindung bringen mag, lässt sich die Stoßrichtung von Hans Jonas – der Impuls zur Selbstbeschränkung – durchaus auch im Kontext des advokatorischen Handelns bedenken: Welche Verantwortung übernimmt eine Pflegekraft? Welche Gestaltungsräume nutzt sie? Welchen Preis der Selbstbeschränkung resp. negativen Konsequenzen nimmt sie dafür in Kauf?

---

[54] Jonas, H. (^{5}1984): Das Prinzip Verantwortung.

c) Verantwortungsübernahme und Möglichkeitsräume bei Jean Paul Sartre
Bei der Auswahl des Samplings der vorliegenden Studie wurde zunächst davon ausgegangen, dass ältere, berufserfahrende Pflegefachpersonen advokatorisch tätig werden. Im Interview mit einer Kinderintensivpflegekraft wurde diese Annahme erstmals explizit widerlegt. Die beiden Fallbeispiele aus der Primärqualifizierungsphase zeigten, dass auch Auszubildende – wenngleich in anderer Form als die Berufserfahrenen – advokatorisch tätig werden können. Theoretisch sollen diese Beobachtungen im Rückgriff auf Texte des französischen Philosophen und Hauptvertreter des Existentialismus Jean Paul Sartre reflektiert werden.[55] Sartre vertritt die Position, dass sich Verantwortung aus der Faktizität oder aus der Tatsache der Freiheit des Menschen ergibt. Da Sartre einen atheistischen Existentialismus vertritt, es also keinen Gott gibt, der ihm seine Lebensgestaltung vorgibt, ist der Mensch frei zur Gestaltung seines Lebens. Damit trägt er zugleich die Last der totalen Verantwortung seiner Existenz allein. Der Mensch steht vor der Herausforderung, sein Leben frei gestalten zu müssen. Infolgedessen ist der Mensch für sein Tun auch selbst verantwortlich. Die Ausgestaltung seines Daseins muss er durch freie Entwürfe selbst leisten. Der Mensch ist nicht das, was er ist, sondern er ist (s)eine Existenz. D. h. der Mensch bewegt sich in einem Raum von Möglichkeiten, und in diesem Raum von Möglichkeiten muss er wählen, muss er sich entscheiden und entwirft darüber (s)ein eigenes Bild, so wie er als Mensch sein will.[56] Trotzdem ist er darin nicht autonom oder autark unterwegs. Denn es gibt andere Menschen, man lebt mit diesen anderen Menschen zusammen und in seinem freiheitlichen Entwurf ist der Einzelne auch auf den anderen verwiesen, der ihn in seiner Subjektivität anerkennt.[57] Der Mensch braucht also den anderen Menschen ein Stück weit, um sich selbst zu erkennen und um bestätigt zu werden. Der Einzelne ist zwar auf sich verwiesen und hat die Wahl, aber in der Entwicklung seines Wesens oder Bildes ist er auch auf den anderen ausgerichtet. Man steht im Austausch mit anderen, weil andere eben diesen Prozess befördern oder behindern können. Im Blick auf advokatorisch handelnde Pflegefachpersonen heißt das: Es wird schwierig, in einem Team zu arbeiten, das andere Werte teilt.

Sartre fragt weiter danach, ob es Situationen geben kann, aufgrund derer der Mensch aus seiner Handlungsverantwortung zu entlassen wäre. Krankheit stellt nach Sartre zwar auf einen ersten Blick ein Schicksal dar, die den Menschen in

---

[55] Vgl. Sartre, J.-P. ([10]2019): Der Existentialismus ist ein Humanismus; vgl. Sartre, J.-P. (2005): Entwürfe für eine Moralphilosophie.

[56] Vgl. Sartre, J.-P. ([10]2019): Der Existentialismus ist ein Humanismus: 151.

[57] Vgl. Sartre, J.-P. ([10]2019): Der Existentialismus ist ein Humanismus: 166.

seinen Möglichkeiten beschränkt. Der Kranke könnte dann insofern dazu Stellung beziehen, indem er sich an verlorene Möglichkeiten klammert oder resigniert. Es tauchen aber auch im Zuge einer Krankheit neue Möglichkeiten auf:

> „Ein Kranker besitzt weder mehr noch weniger Möglichkeiten als ein Gesunder; er hat über seine Situation zu entscheiden (...). Anders gesagt, die Krankheit ist eine *conditio,* innerhalb deren der Mensch erneut frei und ohne Entschuldigung ist. Er muss die Verantwortung für seine Krankheit übernehmen. Seine Krankheit ist eine Entschuldigung dafür, seine Möglichkeiten eines Nicht-Kranken nicht zu verwirklichen, jedoch keine für seine Möglichkeiten als Kranker, die ebenso zahlreich sind."[58]

Folglich ist eine Krankheit nach Sartre keine Entschuldigung dafür, nicht jene Möglichkeiten zu nutzen, die einem als Kranker zur Verfügung stehen. Übertragen auf das advokatorische Pflegehandeln könnte das bedeuten: Wenn man als Pflegekraft auf einer Station tätig ist, wo man einen Bedarf nach einer advokatorischen Unterstützung ausgemacht hat, kann man darüber nachdenken, was man als Einzelne(r) überhaupt für Handlungsmöglichkeiten hat. Gleiches gilt für eine Person während der Ausbildungsphase im Gegenüber zu einem Team von Pflegefachpersonen. Sartre würde dieses Bedingungsgefüge anerkennen, aber den

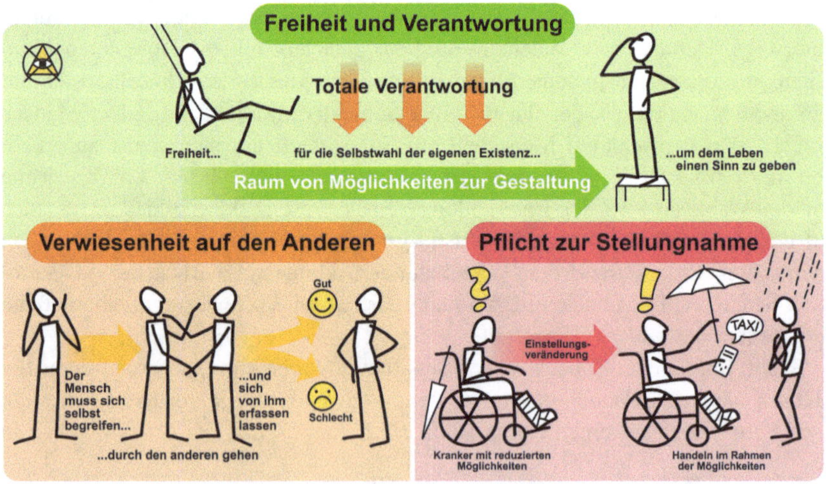

Abb. 6.2 Verantwortungsübernahme nach Jean-Paul Sartre

[58] Sartre, J.-P. (2005): Entwürfe für eine Moralphilosophie: 755.

Einzelnen nicht aus seiner Verantwortung entlassen, gemäß der verbleibenden oder gegebenen Möglichkeiten etwas zu tun. Als Pflegestudierender oder Berufsanfänger kann man natürlich nicht die ganzen beruflichen Handlungsstandards neu erfinden, aber man kann zum Beispiel seiner Erkenntnis im Gespräch mit der Praxisanleitung oder der Stationsleitung Gehör zu verschaffen suchen.

d) Verantwortungsübernahme als zentrales Element einer Care Ethik

Care-Ethik kann als eine Begegnungsethik mit der damit verbundenen Verantwortungsübernahme verstanden werden. In Anlehnung an Joan Tronto findet sich in der zweiten Phase eines care-ethischen Prozesses unter der Beachtung der Kontexte das Moment einer Übernahme von Verantwortung für eine spezifische Bedürfnislage, eine Abwägung ob und wie der Bedarf adressiert werden kann – also eine Strategieentwicklung unter der Berücksichtigung von Person und Situation samt einer konkreten Antwort im Sinne einer Entscheidung, das etwas und was zu tun ist.[59] Auf diese Phase folgt ein konkretes Handeln als Reaktion auf eine analysierte Situation und schließlich eine Überprüfung der Resonanz auf die Bedürfnisadressierung. Das ganze Prozedere findet sich eingebettet in oder beeinflusst von Macht- und Herrschaftsverhältnissen. In diesem care-ethischen Ansatz von Tronto klingen einige Strategien advokatorischen Handelns an, die sich in der Literaturanalyse, in den Interviews mit der Pflegefachpersonen und in den beiden exemplarischen Fallarbeiten aus der Primärqualifizierung wiederfinden. Pflege kann in Situationen problematischer (Selbst)Deutung den angewiesenen, vulnerablen Menschen zum Ausgangspunkt professionellen Handelns machen, d. h. den Menschen in seiner Angewiesenheit und individuellen Situation verstehend annehmen und ein Eintreten und Verantwortungsübernahme für dessen Belange als originäres Pflegehandeln begreifen. Pflegepersonen können eine aktive Einbindung der Patienten in Behandlungsentscheidungen fördern oder stellvertretend den Patientenanliegen im interdisziplinären Diskurs oder gegenüber anderen institutionellen Gegebenheiten Gehör verschaffen.

e) Parrhesie als Wahrsprechen in Machtbeziehungen

Das advokatorische Pflegehandeln zur Realisierung eines Wertes lässt sich neben verantwortungsethischen Ansätzen angesichts des erforderlichen Mutes und des bestehenden Riskos negativer Konsequenzen auch an das Konzept der Parrhesie theoretisch rückbinden. Das aus dem Griechischen stammende Wort

[59] Vgl. dazu ausführlicher: Tronto, J. (1993): Moral Boundries: 106–108.

παρρησία bezeichnet den Umstand, dass alles gesagt wird und „ist im Deutschen am ehesten mit ‚offener' oder ‚aufrichtiger Rede' wiederzugeben."[60] Der französische Philosoph Michel Foucault (1926–1984) hat die Bedeutung der Parrhesie im Rückgriff auf die antike Philosophie herausgearbeitet und den Weg einer Parrhesie nachgezeichnet, die sich zunächst an der Polis ausrichtete, um sich schließlich am Ethos zu orientieren.[61] Genauer untersuchte er die Parrhesie als eine Form der Wahrheitsprechung in Machtbeziehungen. Foucault zufolge ist die Parrhesie eine freie, mutige Rede, die durch ihre rückhaltlose Offenheit die Zuneigung des Freundes verspielen oder den Zorn des Tyrannen auf sich ziehen kann. „So aufgefasst, bringt das Wort einen ungeheuren Geltungsanspruch zum Ausdruck: Denn es bezeichnet ein grundsätzlich jedem zustehendes Recht, vor anderen zu reden."[62] In der griechischen Antike beruhte die Parrhesie letztlich auf einer Art von Selbstermächtigung, „weil derjenige, der sie gebrauchte, eine Autorität gewinnen konnte, die von äußeren Statusfaktoren unabhängig war."[63]

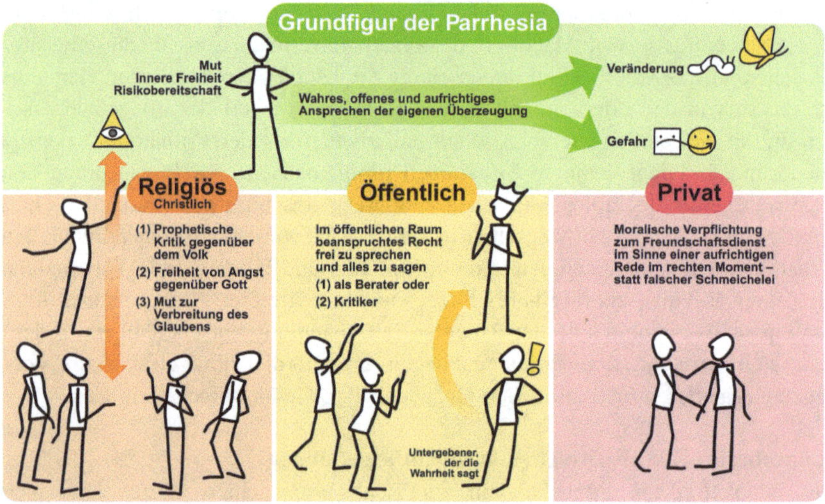

Abb. 6.3 Parrhesie als Wahrsprechen in Machtbeziehungen

[60] Beer, B. (2015): Art. Parrhesia: 1014.

[61] Vgl. Foucault, M. (1988): Das Wahrsprechenden des Anderen.

[62] Leppin, H. (2022): Paradoxe der Parrhesie: 2.

[63] Leppin, H. (2022): Paradoxe der Parrhesie: 5.

Der Sache nach zeigt sich die Parrhesie nicht nur in der Philosophie, sondern lässt sich auch als eine Grundhaltung in biblischen Schriften finden, was – angesichts zahlreicher Gesundheitseinrichtung in christlicher Trägerschaft in Deutschland – auch für das Thema advokatorischen Pflegehandelns von Bedeutung sein könnte.[64] Die literarisch ausgestaltete prophetische Kritik richtet sich beim Propheten Hosea gegen das Königtum Israels[65] oder beim Propheten Jesaja im Namen und Auftrag Gottes gegen namhafte Hofbeamten[66] und Richter Jerusalems[67]. Der Prophet Amos übt Kritik nicht nur gegen bestimmte Kultorte[68] und einen veräußerlichten Kult[69], sondern nimmt auch auf soziale Schieflagen wie die Ausbeutung von Armen Bezug.[70] Der Prophet Micha wiederum nimmt führende Beamte sowie bestechliche Richter und Priester kritisch ins Visier.[71] Eine solche Parrhesie findet sich aber nicht nur in einer göttlichen und prophetischen Kritik gegenüber dem Volk, sondern auch umgekehrt als eine Freiheit von Angst und als offene Rede des Menschen vor Gott. Ein Gläubiger verfügt über die Zuversicht, Gott aufrichtig gegenübertreten zu können, wie es sich im Buch Hiob zeigt.[72] Der Stammvater Abraham verhandelt mit Gott, um sich für die Anliegen und den Schutz des Volkes einzusetzen.[73] Auch in neutestamentlichen Quellen lassen sich Referenzen einer Parrhesie ausmachen. Als ein Paradebeispiel freier Rede fungiert dabei Jesus selbst: Er predigt öffentlich[74], äußert Kritik[75] und nimmt insgesamt bei Missständen kein Blatt vor den Mund[76]. In der Apostelgeschichte bedeutet Parrhesie im Wesentlichen den Mut, den man zur Verbreitung des Evangeliums resp. zur Verteidigung des Glaubens benötigt.[77] Zudem gilt die öffentlich

[64] Vgl. zum Folgenden ausführlich: Beer, B. (2015): Art. Parrhesia: 1021–1028.
[65] Vgl. Hos 1,4.
[66] Vgl. Jes 22,15 f.
[67] Vgl. Jes 1,23.
[68] Vgl. Am 7,12 ff.
[69] Vgl. Am 5,21 ff.
[70] Vgl. Am 8,4–14.
[71] Vgl. Mi 3,9–12.
[72] Vgl. Hion 27,9 f.
[73] Vgl. Gen 18,22–33.
[74] Vgl. Joh 18,20.
[75] Vgl. Mk 11,15–19.
[76] Vgl. Mt 23,1–3.
[77] Vgl. Apg 7,1–60.

praktizierte Parrhesie in Form der Predigt als ein Mittel zur Verbreitung und Festigung des christlichen Glaubens.[78] Sie gründet in der Freiheit von Angst, die nur der Gläubige erleben kann. Damit gründet sie in Gott: „Wir haben durch Christus so großes Vertrauen zu Gott. Doch sind wir dazu nicht von uns aus fähig, als ob wir uns selbst etwas zuschreiben könnten; unsere Befähigung stammt vielmehr von Gott."[79] Einige zahlen für ein solches Glaubenszeugnis einen sehr hohen Preis: ihr Leben.[80]

f) Moral Distress als Konsequenz aus advokatorischem Nichthandeln

In der vorliegenden Studie zeigte sich, dass es Pflegefachpersonen gibt, die advokatorisch relevante Wertvorstellungen teilen, d. h. die Angemessenheit der Patienten- oder Angehörigenversorgung kritisch beurteilen – jedoch nicht advokatorisch tätig geworden sind und darunter leiden.[81] In der Literatur wird dieses Phänomen als ‚Moral Distress' bezeichnet. Es wurde erstmals von Andrew Jameton im Jahr 1984 beschrieben.[82] Jameton definiert ‚Moral distress' als „the experience of knowing the right thing to do while being in a situation in which it is nearly impossible to do it."[83] Infolgedessen sind Pflegende frustriert, „weil sie nicht das tun können, was sie unter ‚guter Pflege' verstehen, und haben das deprimierende Gefühl, nichts an ihren Arbeitsbedingungen ändern zu können."[84] Solche hinderlichen Bedingungen können ein Mangel an Selbstsorge und Zeit, Behinderungen durch Vorgesetzte, hemmende Machtstrukturen, eine an monetären Interessen ausgerichtete Unternehmenskultur oder rechtliche Beschränkungen sein. Infolgedessen können sich bei Pflegekräften ein Gefühl von Machtlosigkeit und Stress einstellen, wenn sie sich des ethisch geforderten Handelns bewusst sind, sich aufgrund gegebener Umstände jedoch nicht in der Lage sehen, gemäß der gebotenen Anforderungen zu handeln.[85]

---

[78] Vgl. Eph 6,19; Vgl. 2 Tim 4,2–7.

[79] 2 Kor 3,4 f.

[80] Phil 1,21.

[81] Vgl. Interview 4, 6, 11, 12, 14, 15.

[82] Vgl. Jameton, A. (1984): Nursing practice: The ethical issues.

[83] Jameton, A. (1984): Nursing practice: The ethical issues: 6.

[84] Kohlen, H. (2019): Ethische Fragen der Pflegepraxis im Krankenhaus und Möglichkeiten der Thematisierung: 329.

[85] Vgl. Kohlen, H. (2019): Ethische Fragen der Pflegepraxis im Krankenhaus und Möglichkeiten der Thematisierung: 330.

6.2.2 Implikationen für die Praxis

Die Motivation advokatorisch handelnder Pflegefachpersonen gründet in dem Wunsch nach einer Realisierung von Werten. Sie übernehmen für ihre Adressierung der Bedarfe und Bedürfnisse von Patienten und Angehörigen Verantwortung. All dies tun sie ohne Angst vor den möglichen Folgen, denn es besteht das Risiko negativer Konsequenzen in Form von sozialer Ablehnung, interprofessionellen Konflikten oder anderen beruflichen Nachteilen. Ein solches Handeln erfordert insbesondere in jenen Situationen Mut, in denen ein Machtgefälle besteht. Offenheit und Ehrlichkeit am Arbeitsplatz sind wesentliche Faktoren für ein gesundes Betriebsklima, für wechselseitiges Vertrauen und für eine effektive Zusammenarbeit zum Wohl der anvertrauten Menschen. Um eine solche Kultur zu fördern, sind mehrere Faktoren hilfreich:

- **Förderung einer offenen Kommunikation:** Um Patienten- und Angehörigenbedürfnissen im therapeutischen Team eine Stimme zu geben, ihre Standpunkte und Wertvorstellungen ohne Angst vor negativen Konsequenzen äußern zu können, sollten sich Pflegefachpersonen sicher fühlen. Zur Übernahme einer solchen Brücken- oder Vermittlungsfunktion können ein respektvoller Umgang im Rahmen moderierter ethischer Fallbesprechungen beitragen. Ebenso wäre die Etablierung einer Art herrschaftsfreien Raums auf einer Station denkbar, in dem ein Austausch der Berufsgruppen auf Augenhöhe und konstruktive Konfliktlösung ermöglicht werden.[86]
- **Etablierung einer Fehlerkultur:** Anonyme Umfragen oder Beschwerdesysteme im Rahmen eines Riskmanagements können dazu beitragen, dass ehrliche Rückmeldung eingeholt werden, ohne dass Mitarbeiter bloßgestellt werden oder negative Konsequenzen befürchten müssen.
- **Mitgestaltung von Pflegestandards und Behandlungsabläufen:** Eine Mitarbeit in Arbeitsgruppen zur Verbesserung von Pflegestandards und Behandlungsabläufen trägt der Übernahme pflegerischer Verantwortung Rechnung und mündet in einer besseren Patientenversorgung.
- **Führungskräfte und Praxisanleiter als Vorbilder:** Führungskräfte und Praxisanleiter sollten nicht nur authentisch und ehrlich sein, um Vertrauen zu den Mitarbeitenden aufzubauen und eine positive Teamkultur zu fördern, sondern advokatorisch Handelnde (insbesondere Pflegeauszubildende) in der Wahrnehmung ihrer Eigenverantwortung und in der Nutzung von Handlungsspielräumen zu ermutigen. Dazu sollte advokatorisches (Pflege)Handeln zu

[86] Siehe dazu auch Abschnitt 5.3.2.

einem festen thematischen Bestandteil in den Fort- und Weiterbildungen werden.

- **Förderung beruflicher Wertschätzung**: Eine öffentliche Wahrnehmung advokatorischen Pflegehandelns kann eine wichtige Maßnahme sein, um die Wertschätzung pflegerischer Leistungen zu steigern und dadurch die Akzeptanz besserer Arbeitsbedingungen für die Pflege in der Gesellschaft zu erhöhen.
- **Prävention von und Umgang mit Moral Distress:** Damit Pflegefachpersonen (besser) in Übereinstimmung mit ihren Werten handeln können, sollten strukturelle Rahmenbedingungen zur Ermöglichung ethisch-angemessenen Handelns verbessert, eine offene(re) Teamkultur gepflegt und im Team auch Wertvorstellungen artikuliert werden. Dazu trägt auch eine pflegerische Partizipation in klinischen Ethikkomitees bei.[87] Zudem sollten Pflegekräfte in der Wahrnehmung ihrer Selbstfürsorge bestärkt werden. Dazu zählt auch die Pflege ihrer eigenen Spiritualität.[88]

6.3 Interdisziplinäre Zusammenarbeit

Im Rahmen der vorliegenden Untersuchung sollte geprüft werden, ob Pflegekräfte im Zuge advokatorischen Handelns zugunsten von Patienten und Angehörigen auch interprofessionelle Konflikte mit Ärztinnen und Ärzten in Kauf nehmen. Die Ergebnisse zeigen, dass im Zuge advokatorischen Pflegehandelns nicht nur immer wieder der ärztliche Verantwortungsbereich berührt wird, sondern es aufgrund divergierender Auffassungen über den Informationsbedarf von Patienten und Angehörigen oder das Diagnose-, Behandlungs- und Entlassungsmanagement zu Spannungen im interprofessionellen Miteinander der beiden Berufsgruppen kommen kann. Weiter belegen die Interviews, dass sich Pflegekräfte und Ärzt:innen wechselseitig nicht durchgehend wertgeschätzt fühlen. Darüber hinaus wurde deutlich, dass Machtverhältnisse auf beiden Seiten eine Rolle spielen. Einerseits müssen sich erfahrene Pflegekräfte immer wieder auf neue, unerfahrene Ärzt:innen einstellen, deren Weisungsbefugnis sie trotz eines Erfahrungsvorsprungs unterliegen. Zum anderen erleben sich Assistenzärzt:innen als unerfahrene Berufsanfänger samt damit korrespondierender Arbeitsbelastung als von den Pflegekräften abhängig. Erfahrungs- und Faktenwissen auf Seiten

[87] Vgl. Kohlen, H. (2019): Ethische Fragen der Pflegepraxis im Krankenhaus und Möglichkeiten der Thematisierung: 332–336.

[88] Vgl. dazu ausführlich: Kubitzer, J. et al. (2025): How the consideration of spiritual types could help in coping with moral distress in intensive care: 62–68.

der Pflegenden wird so zum Herrschaftswissen. Bei Bedarf kann sich der ärztliche Dienst hinter den Macht- oder Verantwortungsverhältnissen verstecken, um unliebsame Forderungen von Pflegekräften, Patienten oder Angehörigen abzuwehren. Schließlich ließen sich in den Interviews zwei Kommunikationsmuster ausmachen: (1) Konfrontation und (2) Argumentation. Oder anders: Angesichts der gleichen Anforderungssituation ringen Pflegende und Ärzt:innen um die Deutungsmacht. Mit der Konfrontation wird eine Kommunikationsweise gewählt, bei der anstelle eines rationalen und strukturierten Austausches von Argumenten eine direkte persönliche Auseinandersetzung oder ein Konflikt gesucht wird. In der Argumentation geht es dagegen darum, mit klaren Begründungen den Standpunkt zu vertreten und möglichen Gegenargumenten sachlich zu begegnen.

6.3.1 Interpretation der Ergebnisse

Pflegekräfte verbringen viel Zeit in einem direkten Patienten- und Angehörigenkontakt. „Sie haben daher einen ‚exklusiven' Zugang zu ihnen und sind häufig direkte Ansprechpartner:innen für Rückfragen zu Therapie und Prognose, Sorgen und Ängste."[89] Flaiz spricht in ihrer Studie zur professionellen Identität von Pflegefachpersonen von einem beinahe reflexartigen Gehorsam der befragten deutschen Pflegekräfte gegenüber dem ärztlichen Dienst. Das Pflichtgefühl ist Entscheidungsparameter schlechthin für die pflegerische Performanz der Befragten.[90] „Nur vereinzelt ist den deutschen Interviewpartner:innen mit langjähriger Berufs- und Lebenserfahrung die zumindest teilweise Ablehnung ärztlicher Anordnungen, d. h. Entscheidungen gegen ihr pflegerisches Pflichtgefühl möglich."[91] Eine Abkehr von dem reflexartigen Gehorsam sei „bislang absolute Ausnahme und ausschließlich auf Basis persönlicher Erfahrungen möglich."[92] Ein Mix aus Berufs- und Lebenserfahrung sowie Weiterbildung befähige die Pflegenden dazu.[93] Diese Beobachtungen decken sich zwar teilweise mit den Ergebnissen der vorliegenden Studie im Blick auf die Befragung berufs- und lebenserfahrender Pflegekräfte samt deren fachlicher Kompetenzen. Zugleich zeigen sowohl das Interview mit der befragten Kinderintensivpflegekraft als auch die

---

89 Salloch, S./Seidlein, A.H. (^{2}2022): Interprofessionelle Zusammenarbeit als Grundlage einer ethisch guten Entscheidungsfindung: 42.

90 Vgl. Flaiz, B. (2018): Die professionelle Identität von Pflegefachpersonen: 303.

91 Flaiz, B. (2018): Die professionelle Identität von Pflegefachpersonen: 303.

92 Flaiz, B. (2018): Die professionelle Identität von Pflegefachpersonen: 303.

93 Vgl. Flaiz, B. (2018): Die professionelle Identität von Pflegefachpersonen: 303.

Fallbeschreibungen der beiden Pflegeauszubildenden, dass diese Feststellungen nicht pauschalisiert werden können.

Eine am Bedarf der Patient:innen und Angehörigen ausgerichtete Sorge ist für eine gute Betreuung essentiell und dazu auf eine möglichst reibungslose Zusammenarbeit zwischen Ärzt:innen und Pflegefachpersonen sowie weiteren Mitgliedern des Behandlungsteams im Krankenhaus angewiesen.[94] Eine gute interprofessionelle Zusammenarbeit wirkt sich auf das Ausmaß von Stresserleben, Missverständnissen, Konflikten und damit auf die Arbeitszufriedenheit von Pflegefachpersonen und Ärzt:innen aus.[95] Im Blick auf die Patienten und Angehörigen bieten die verschiedenen professionellen Perspektiven das Potenzial für eine umfassendere Situationsbeurteilung und Versorgungsqualität sowie für eine bessere Information, wodurch das Gefühl von Sicherheit gefördert wird.[96] Die Schaffung kooperativer Beziehungen ist dazu geeignet, „die subtilen Kampfformen zwischen den Berufsgruppen, die allen mehr oder weniger das Leben schwer machen"[97] aufzulösen. Kommunikation ist dabei ein integraler Bestandteil interprofessioneller Zusammenarbeit. Sie bildet das Fundament für eine effektive Teamarbeit und ermöglicht den Erfolg pflegerischen und ärztlichen Bemühens.

Sowohl in den Interviews als auch in der Literatur lassen sich drei Hauptfaktoren ausmachen, von denen die interprofessionelle Zusammenarbeit zwischen Pflegefachpersonen und Ärzten beeinflusst wird: (1) Werte und Haltungen; (2) Kompetenzen von Pflegefachpersonen und Ärzt:innen sowie (3) Strukturen und Prozesse.[98]

Wertvorstellungen und Haltungen werden durch die jeweilige berufliche Sozialisation mitgeprägt, beeinflussen die Interaktionen der beiden Berufsgruppen und wirken sich auf diese Weise auf die Qualität der Zusammenarbeit aus. Grahmann/Gutwetter erklären die Herausbildung eines spezifisch ärztlichen Habitus damit, dass sich Ärzt:innen mit dessen Hilfe vor Versagungszuständen zu immunisieren suchen. In der Geschichte sei eine über die Jahrhunderte gewachsene und tradierte

[94] Vgl. Salloch, S./Seidlein, A.H. (^{2}2022): Interprofessionelle Zusammenarbeit als Grundlage einer ethisch guten Entscheidungsfindung: 43.

[95] Vgl. Schärli, M. et al. (2017): Interprofessionelle Zusammenarbeit Pflegefachpersonen und Ärzteschaft: 60.

[96] Vgl. Salloch, S./Seidlein, A.H. (^{2}2022): Interprofessionelle Zusammenarbeit als Grundlage einer ethisch guten Entscheidungsfindung: 44; vgl. Schärli, M. et al. (2017): Interprofessionelle Zusammenarbeit Pflegefachpersonen und Ärzteschaft: 54.

[97] Grahmann, R./Gutwetter, A. (^{2}2002): Konflikte im Krankenhaus: 103.

[98] Vgl. Interviews 5; vgl. Interview 7; vgl. Interview 9; vgl. Interview 11; vgl. Interview 13; vgl. Interview 15; vgl. Interview 17; vgl. Interview 18; vgl. Schärli, M. et al. (2017): Interprofessionelle Zusammenarbeit Pflegefachpersonen und Ärzteschaft: 59–60.

Form ärztlicher Ideologie zu beobachten, die eigentlich dazu beitragen sollte, junge Ärzte zu schützen, defacto jedoch als wesentliche Komponente gegenwärtigen konflikthaften Verhaltens zu verstehen sind.[99] Dieser professionelle Mythos ist die Reaktion auf „eine Anspruchshaltung in die Möglichkeiten medizinischen Handelns"[100] und soll bei der Bewältigung des permanenten Erwartungsdrucks gegenüber dem ärztlichen Tun hilfreich sein. „Die Bedrohung ergibt sich aus einer Angst vor einem Übersehen widriger Entwicklungen, eines eigenen Fehlers und einem möglichen Versagen, die bei den hochgesteckten eigenen und fremden Erwartungen als besonders unangenehm empfunden werden."[101] Dazu werden weitere Rituale der Kontaktvermeidung mit Patienten und Angehörigen beobachtet wie beispielsweise im Rahmen der Visite, wo häufig über und nicht mit dem Patienten gesprochen wird.[102] „Ebenso scheint die dabei geübte Sprache des Arztes häufig nicht geeignet, Fragen und Anliegen des Patienten zu beantworten. Bahnt sich dennoch ein ausführlicheres Gespräch an, wird dies oft verschoben mit dem Hinweis auf die vorgegebenen, gewiss vorhandenen, zeitlichen Limitierungen. Dies bedeutet überwiegend, dass dieses Gespräch nicht mehr stattfindet."[103] Schließlich scheint die klare Mitteilung z. B. im Fall einer letalen Diagnose (auch) ein Eingeständnis zur therapeutischen Handlungsunfähigkeit und damit der eigenen Machtlosigkeit zu bedeuten oder gründet in einer Angst vor dem Umgang mit verängstigten und überforderten Patienten.[104]

Sich die eigenen beruflichen Beschränkungen vor Augen zu halten, konkurriert mit dem Bedürfnis, als Helfer den gesamten Menschen einzubeziehen und kompetent für alles zu sein, was die Person betrifft.[105] Auftretende Konflikte oder Widersprüche zum eigenen (ärztlichen) Realitätssystem, müssen möglichst eliminiert werden.[106] Und genau hier scheint ein kritisches Hinterfragen des ärztlichen Diagnose- und Therapieregimes seitens advokatorisch handelnder Pflegender einen neuralgischen Punkt zu treffen. Kritisches Hinterfragen oder die (kreative) Suche nach Handlungsalternativen werden als störend erlebt. Sie werden als eine Art von Ablehnung der Person des Arztes/der Ärztin und/oder

---

99 Vgl. Grahmann, R./Gutwetter, A. (^{2}2002): Konflikte im Krankenhaus: 106.

100 Grahmann, R./Gutwetter, A. (^{2}2002): Konflikte im Krankenhaus: 106 f.

101 Grahmann, R./Gutwetter, A. (^{2}2002): Konflikte im Krankenhaus: 143.

102 Vgl. Grahmann, R./Gutwetter, A. (^{2}2002): Konflikte im Krankenhaus: 133.

103 Grahmann, R./Gutwetter, A. (^{2}2002): Konflikte im Krankenhaus: 133 f.

104 Vgl. Grahmann, R./Gutwetter, A. (^{2}2002): Konflikte im Krankenhaus: 135 f.

105 Vgl. Grahmann, R./Gutwetter, A. (^{2}2002): Konflikte im Krankenhaus: 145.

106 Vgl. Grahmann, R./Gutwetter, A. (^{2}2002): Konflikte im Krankenhaus: 146.

Infragestellung der fachlichen Kompetenz erlebt.[107] Auf der einen Seite steht die ärztliche Angst und der Druck, nichts zu übersehen. Auf der anderen Seite die pflegerische Infragestellung genau dieser ärztlichen Bemühungen. Die darauffolgenden ärztlichen „Schutzhaltungen und Wappnungen sollen Überforderung und die Entwicklung von Stressgefühlen vermeiden helfen."[108] Angesichts solcher Dynamiken bewirkt advokatorisches Pflegehandeln dann (potenziell) das genaue Gegenteil beim ärztlichen Dienst: Abwehr! Denn: Angst, Vermeidungsverhalten und die verbreitete Haltung, für alles kompetent zu sein, begünstigen ärztlicherseits Konfliktkonstellationen.[109]

Zu den Wertvorstellungen und Haltungen treten weitere Einflussfaktoren hinzu, wie sie sich aus sozialen, kommunikativen und fachlichen Kompetenzen ergeben.[110] Schließlich beeinflussen Organisationselemente wie administrative Vorgaben, Ablaufpläne oder Einarbeitungskonzepte neuer Ärzt:innen die Art und Weise interprofessioneller Zusammenarbeit.

6.3.2 Implikationen für die Praxis

Es hat sich gezeigt, dass insbesondere die Art und Weise der Kommunikation im Zuge advokatorischen Pflegehandelns zur Realisierung von Wertvorstellung und/oder Adressierung von Patienten- und Angehörigenbedürfnissen eine zentrale Rolle spielen. „Subjektives Alltagswissen gibt es reichlich zu dem Thema. Empirische Untersuchungen über Konflikte von Ärzten und Pflegekräften liegen jedoch kaum vor."[111] Aus den Ergebnissen der vorliegenden Studie und der identifizierten Literatur lassen sich dennoch einige grundlegende Handlungsempfehlungen ableiten.

a) Vergewisserung von Werten und Haltungen

Zum einen spielt zur Bewältigung der ärztlichen und pflegerischen Herausforderungen und zur Gewährleistung einer qualitativ hochwertigen Versorgungsqualität ein respektvoller Umgang der beiden Berufsgruppen eine wichtige Rolle.[112]

---

[107] Vgl. Grahmann, R./Gutwetter, A. (^{2}2002): Konflikte im Krankenhaus: 151.

[108] Grahmann, R./Gutwetter, A. (^{2}2002): Konflikte im Krankenhaus: 153.

[109] Vgl. Grahmann, R./Gutwetter, A. (^{2}2002): Konflikte im Krankenhaus: 165.

[110] Vgl. Grahmann, R./Gutwetter, A. (^{2}2002): Konflikte im Krankenhaus: 27.

[111] Hibbeler, B. (2011): Ärzte und Pflegekräfte: A2140.

[112] Vgl. Hibbeler, B. (2011): Ärzte und Pflegekräfte: A2142; vgl. Schärli, M. et al. (2017): Interprofessionelle Zusammenarbeit Pflegefachpersonen und Ärzteschaft: 54.

Auf der Basis einer systematischen Literaturrecherche erarbeiteten Michalsen et al. folgende wertebasierte Empfehlungen zur Förderung einer respektvollen interprofessionellen Kommunikation[113]:

- Würdigung der Beiträge aller Mitglieder des interprofessionellen Teams;
- Anerkennung von Gefühlen;
- Wechselseitiges Zuhören;
- die Teammitglieder als ganzheitliche Personen zu verstehen, einschließlich ihrer Verpflichtungen gegenüber den Patienten und einer qualitativ hochwertigen Patientenversorgung;
- die fachlichen Vorschläge der Teammitglieder einzuholen und ihr spezifisches Fachwissen zu nutzen;
- die Entscheidung mit den besten verfügbaren Erkenntnissen zu verknüpfen;
- die Werte, Ziele und Präferenzen des Patienten zu berücksichtigen;
- auf unterschiedliche Meinungen eingehen und einen Konsens zwischen den Teammitgliedern anstreben;
- die beste Entscheidung zu treffen, indem sie vernünftige medizinische Optionen mit den Zielen des Patienten und der Lebensqualität abwägen, die er/sie nach seinem/ihrem Aufenthalt auf der Intensivstation erreichen möchte.

b) Weiterentwicklung kommunikativer Kompetenzen

Im Blick auf die konkrete Handlungsebene (interprofessioneller) Kommunikation bietet ein Ansatz von Arist von Schlippe Anregungen für eine Art ‚Erste Hilfe' zur De-Eskalation von Konfliktsituationen.[114] Denn: Ist ein Konflikt erst einmal in Gang gesetzt, werden die Beteiligten immer mehr von der Konfliktdynamik vereinnahmt. Aufgrund der emotionalen Beteiligung wird die Wahrnehmung einseitiger, das Denken verengt und das Gedächtnis sowie die Erinnerung beeinträchtigt. Man nähert sich der Eskalation:

> „Der Einstieg in ein Konfliktsystem gleicht dem Besteigen eines Karussells. Wer nicht merkt, dass er eigentlich Karussell fährt, der denkt, dass er alles im Griff hat, dass (nur) er die Lage richtig einschätzt und das Feuerwehrauto in die richtige Richtung steuert. Aber: (...) Oft hält er nur das Lenkrad eines Karussellautos in der Hand, die

[113] Vgl. Michalsen, A. et al. (2019): Interprofessional shared decision-making in the ICU: 1263 (Übersetzung F.K.); vgl. zur Herausarbeitung gemeinsamer Grundwerte und zur Einübung in den Perspektivenwechsel auch: Salloch, S./Seidlein, A.H. (^{2}2022): Interprofessionelle Zusammenarbeit als Grundlage einer ethisch guten Entscheidungsfindung: 45.

[114] von Schlippe, A. (2022): Das Karussell der Empörung.

> eigentliche Dynamik spielt ganz woanders. Das Karussell dreht sich nach seiner eigenen Logik, und ein Teil des Problems ist, dass die- oder derjenige, der oder die dort fährt, der Illusion verfallen ist, die Dynamik im Griff zu haben. Und meist sitzen eben zwei oder mehrere auf dem Karussell, sie jagen hintereinander her in der Erwartung, den anderen einmal überholen zu können. In einem Bonmot von Fritz B. Simon heißt es, dass ein Konflikt weiterläuft, solange jeder der Beteiligten noch irgendwo die Hoffnung hat, den anderen zu besiegen."[115]

Um ein solches System zu verlassen, bieten sich diverse ‚Denkwerkzeuge'[116] an, um konstruktiver mit Konflikten umzugehen. Eine der zentralen Aufgaben besteht darin, der Empörung zu widerstehen.[117] Denn: Empörung und ihre besonderen Treiber wie personenbezogene Zurechnung, Motivunterstellung und wertende Beschreibung erzeugen einen Sog, dem sich die beteiligten Personen kaum noch entziehen können.[118] Das Gegenüber wird darauf (vermutlich) ebenfalls empört reagieren, und der Konflikt nimmt seinen Lauf. Deshalb rät von Schlippe:

> „Es ist schon viel gewonnen, wenn das Karussell der Empörung verlangsamt ist, wenn die Beteiligten einander weniger dämonisieren (auch wenn sie den jeweils anderen meist weiterhin als die eigentliche Ursache der Probleme halten), wenn sie erleichtert sind, dass einige Sachfragen gelöst sind, dass sie wieder einigermaßen miteinander klarkommen."[119]

Eine Verlangsamung des Karussells der Empörung und eine Vermeidung einer sich verschärfenden Eskalation kann durch ein Mehr an Bewusstheit im Konflikt erreicht werden. Zur Selbstarbeit an der Bewusstheit bieten sich verschiedene Strategien an: ein unerwartetes Antworten; das Einlegen von Pausen; der Einsatz weniger Worte; eine Widerständigkeit gegen den Sog der Dämonisierung; der Ausdruck von Bedauern sowie die Klärung von Interessen.[120]

Auch die Einrichtung einer Art herrschaftsfreien Raumes könnte dazu geeignet sein, die interdiszplinäre Zusammenarbeit zu verbessern. Im Rahmen ihrer Tätigkeit als Pflegedienstleitung eines Hospizes setzte Miriam Püschel (Hospizkreis Minden e. V.) die Idee zur Schaffung einer Art herrschaftsfreien Raumes

[115] von Schlippe, A. (2022): Das Karussell der Empörung: 33.
[116] Vgl. von Schlippe, A. (2022): Das Karussell der Empörung: 17.
[117] Vgl. von Schlippe, A. (2022): Das Karussell der Empörung: 186–189.
[118] Vgl. von Schlippe, A. (2022): Das Karussell der Empörung: 186.
[119] von Schlippe, A. (2022): Das Karussell der Empörung: 191.
[120] Vgl. dazu ausführlicher: von Schlippe, A. (2022): Das Karussell der Empörung: 194–209.

um.[121] Ihre Erfahrung: Im Hospiz sind viele verschiedene Menschen mit unterschiedlichen Standpunkten unterwegs. Die Zeit der Übergabe lässt nur wenig Raum zum freien und/oder kontroversen Austausch. Zudem würde ein Gespräch über Themen von Gästen, des Teams oder anderer Kooperationspartner zu Lasten der Übergabezeit anderer Gäste gehen. Aus diesen Erfahrungen erwuchs die Idee zur Einrichtung resp. Nutzung eines Zimmer 13. Die Bezeichnung gründet darin, dass das Hospiz über 12 Zimmer für Gäste verfügte. Mit und in diesem Zimmer 13 wurde ein herrschaftsfreier Raum zum Austausch, zur Äußerung von Kritik und zur Initiierung von Veränderung außerhalb der eigentlichen Übergabe geschaffen. Die Vergabe eines solchen weiteren Raumes verdeutlicht, dass diese Themen eine genauso große Wichtigkeit haben wie die Übergabe der Gäste, denen ja auch jeweils ein Raum/Zimmer zugeordnet wird. Der (über-) fachliche Austausch im interdisziplinären Team wird somit nicht nur gefördert, sondern ihm ein besonderer Raum eingeräumt. Im Blick auf die Problemanzeigen der vorliegenden Studie könnte die Schaffung eines solchen Raumes auch für das Akutkrankenhaus eine sinnvolle Maßnahme sein, um die interprofessionelle Zusammenarbeit der unterschiedlichen Berufsgruppen – insbesondere von Pflege und Medizin – zu verbessern.

c) Arbeit an Strukturen und Prozessen

Zu einer besseren Zusammenarbeit zwischen Pflegekräften und ärztlichem Dienst trägt zudem die Arbeit an Strukturen und Prozessen bei. Als besonders nachhaltig erscheint Studien zufolge ein interprofessionelles Lernen angehender Pflegekräfte und Ärzte im Zuge der grundständigen Qualifikation mit verschiedenen Praxislernorten und Lernaktivitäten im klinischen Bereich sowie im Rahmen von Fortbildungsveranstaltungen.[122] Des Weiteren sind Instrumente wie klinische Behandlungspfade, interdisziplinäre Fallbesprechungen oder die Installation eines klinischen Ethikkomitees dazu geeignet, die Qualität der Patientenversorgung zu verbessern, Behandlungsergebnisse zu optimieren, die Ressourcennutzung effizienter zu gestalten und vor allem die Einbindung von Mitarbeitenden zu fördern. „Die Partikularität der Sichtweisen kann so ausgeglichen werden und

[121] Diese Informationen zum ‚Zimmer 13‘ wurden in einem Telefonat mit Miriam Püschel am 26.02.2025 eruiert.

[122] Vgl. dazu ausführlich: Penner, H./Hofheinz, R. (2018): Operation Team – Interprofessionelle Fortbildung: 41–47; vgl. Salloch, S./Seidlein, A.H. (^{2}2022): Interprofessionelle Zusammenarbeit als Grundlage einer ethisch guten Entscheidungsfindung: 45; vgl. Ewers, M. et al. (2021): Interprofessionalität in der Pflegeausbildung – (inter-)nationale Reformen, Erfahrungen und Perspektiven: 25 f.

das Wissen und die Kompetenzen der beteiligten Berufsgruppen können ineinandergreifen.“[123] Zudem wird mit Hilfe solcher kollaborativer Maßnahmen die interprofessionelle Kommunikation und Wertschätzung gefördert und ein Fundament zu einer stressfreieren Atmosphäre gelegt.[124]

6.4 Limitationen und Forschungsbedarf

Die vorliegende Studie verfolgte einen explorativen Charakter im Blick auf das advokatorische Handeln von Pflegefachpersonen im Setting Akutkrankenhaus. Die Interpretationen und theoretischen Rückbindungen zeigen: Advokatorisches Pflegehandeln ist eine besondere Form der Patientenorientierung, Teil einer Verantwortungsethik und ein wichtiger Aspekt in der interprofessionellen Zusammenarbeit zwischen Pflegefachkräften und Ärzten zum Wohl der anvertrauten Menschen. Dabei weisen die Studienergebnisse und die konsultierte Literatur darauf hin, dass hierarchische Strukturen und Denkweisen von jeher den Krankenhausalltag wesentlich mitbestimmen. Die Ergebnisdiskussionen und Empfehlungen für die Praxis im Akutkrankenhaus nehmen ihren Ausgang bei den empirisch-qualitativen Erkenntnissen der geführten Interviews und stützen sich weitgehend auf Expertenmeinungen. Insofern zeigen sich aufgrund der kleinen Stichprobengröße Einschränkungen im Blick auf die Generalisierbarkeit der Erkenntnisse. Ebenso erfolgte die Auswahl der Interviewpartner:innen in den Akutkrankenhäusern mit Hilfe von Gatekeepern und nicht durch eine Zufallsstichprobe, wodurch es möglicherweise zu einer thematischen Selektivität gekommen sein mag und weitere Themen oder Aspekte außen vor blieben. Möglicherweise trug dazu auch das territorial begrenzte Sampling auf die alten Bundesländer (dort auf Mittel- und Süddeutschland) bei. Und schließlich muss im Blick auf das Sampling kritisch angemerkt werden, dass keine Pflegefachpersonen mit Migrationshintergrund befragt wurden, obwohl laut Statistischem Bundesamt rund 16 Prozent der sozialversicherungspflichtig Beschäftigten in der Pflege in Deutschland Ausländer sind.[125] Im Blick auf die Gefahr des Antwortens zeigte ich einem Interview das Setting Akutstation für eine offene Kommunikation als hinderlich.

[123] Salloch, S./Seidlein, A.H. ([2]2022): Interprofessionelle Zusammenarbeit als Grundlage einer ethisch guten Entscheidungsfindung: 45.

[124] Vgl. Hibbeler, B. (2011): Ärzte und Pflegekräfte: Ein chronischer Konflikt: A2138.

[125] Vgl. Statista (2024): Ausländeranteil unter sozialversicherungspflichtig Beschäftigten in der Pflege und insgesamt in Deutschland im Jahr 2023.

Weitere Forschungen sind zur vertiefenden Eruierung advokatorischen Pflegehandelns im Allgemeinen, in Langzeitpflegeeinrichtungen und insbesondere im Kontext der Pflegeausbildung angezeigt. Zudem gilt es die ärztlichen Perspektiven im Blick auf die diskutierten Themen stärker einzufangen.

Trotz dieser Limitationen wurde aus den Befunden deutlich, dass advokatorisches Handeln Pflegender weder subjektiv noch beliebig, sondern vielmehr als essentieller Bestandteil professionellen Pflegehandelns zu begreifen ist. Dazu muss advokatorisches Handeln als unverzichtbarer, fachlich legitimierter und ethisch fundierter Teil professioneller Pflege aktiv gestaltet und institutionalisiert werden. Advokatorisches Handeln muss institutionell anerkannt, gefördert und in die organisatorischen Abläufe integriert werden, etwa durch klare Zuständigkeiten und unterstützende Rahmenbedingungen. Zudem bedarf es einer strukturierten Aus- und Weiterbildung, die den Pflegefachpersonen die nötigen Kompetenzen vermittelt, um die advokatorischen Funktionen sachgerecht und wirksam wahrnehmen zu können. Pflegefachkräfte sollten lernen, sich als glaubwürdige Vertreter der Patientenbedürfnisse im interprofessionellen Team zu positionieren. Zugleich impliziert dies eine professionelle Selbstreflexion und Abgrenzung gegenüber persönlichen Meinungen, um das Wohl des Patienten und/oder der Angehörigen im Blick zu behalten und persönliche Subjektivität auszuschließen.

Literaturverzeichnis

Albertz, R./Westermann, C. (2004): Art. Geist. In: Theologisches Wörterbuch zum Alten Testament, Bd. 2: 726–753.

Anbosa Personaldienstleistungen (https://www.anbosa.de/so-bunt-ist-die-pflege-so-bunt-sind-wir-pflegekraefte-bei-anbosa/#:~:text=Laut%20dem%20Statistischen%20Bundesamt%202021,Prozent%20sind%20jünger%20als%2030 (Zugriff: 21.08.2024)).

Arksey, H./O'Malley, L. (2005): Scoping studies: towards a methodological framework. In: Int J Soc Res Methodol 8: 19–32.

Bauer, W. (⁵1971): Art. Παράκλητος. In: Griechisch-Deutsches Wörterbuch zu den Schriften des Neuen Testaments und der übrigen urchristlichen Literatur. Berlin: de Gruyter: 1226.

Bartholomeyczik, S. (²2018): Geleitwort. In: Schnell, M./Dunger, C.: Forschungsethik. Bern: Hogrefe: 9–11.

Beauchamp, T./Childress, J. (⁸2019): Principles of biomedical ethics. New York: Oxford University Press.

Beer, B. (2015): Art. Parrhesia. In: Reallexikon für Antike und Christentum, Bd. 26. Stuttgart: Anton Hiersemann Verlag: 1014–1033.

Benner, P. (1982): From Novice to Expert: In: The American Journal of Nursing 3: 402–407.

Berman, A. et al. (ed) (¹⁰2016): Kozier & Erb's Fundamentals of Nursing. Hoboken (NJ): Pearson Education.

Bogner, A. et al. (2014): Interviews mit Experten. Springer: Wiesbaden.

Borkowsky, A. (2022): Menschen über 80, eine in unserer Gesellschaft vernachlässigte Gruppe!? Eine Umfrage der VASOS. Bern: VASOS / FARES (https://vasos.ch/wp-content/uploads/2022/06/bericht-2022-def-V2.pdf (Zugriff: 17.08.2025)).

Bucher, A. (2007): Psychologie der Spiritualität. Weinheim: Beltz.

Büssing, A. (2017): Messung spezifischer Aspekte der Spiritualität/Religiosität. In: Möllenbeck, T./Schulte, L. (Hg): Spiritualität. Auf der Suche nach ihrem Ort in der Theologie. Münster: Aschendorff: 138–164.

Büssing, A. (2022): Was Spiritual Care ausmacht. In: Spiritual Care 3: 202.

Büssing, A. (2024): Spiritual Care and Existential Care: Zwei unterschiedliche Konzepte oder doch alles ähnlich? In: Ders. et al. (Hg): Spiritual Care & Existential Care interprofessionell. Handbuch spiritueller und existentieller Begleitung in der Gesundheitsversorgung. Berlin: Springer: 81–91.

F. Knoll, *Dem Menschen eine Stimme geben*,
https://doi.org/10.1007/978-3-658-52255-1

Büssing, A. ([2]2025): Measures of different aspects of Spirituality with relevance for Spiritual Care processes. In: Ross, L./McSherry, W. (Ed): Spiritual assessment in healthcare: a resource guide: Heidelberg: Springer: 55–64.

Büssing, A./Falkenberg, Z./Schoppe, C./Recchia, D.R./Lötzke, D. (2017): Work Stress associated Cool Down Reactions among Nurses and Hospital Physicians and their relation to Burnout Symptoms. Findings from a Cross-Sectional Study. BMC Health Services Research 2017; 17:551 (https://doi.org/10.1186/s12913-017-2445-3).

Büssing, A./Peng-Keller, S. (2021): Spiritual needs of patients with chronic pain disease. In: Büssing, A. (ed): Spiritual needs in research and practice. Cham: Springer: 135–146.

Bundesärztekammer (o.D.): Statistische Erhebung der Gutachterkommissionen und Schlichtungsstellen für das Statistikjahr 2023: 2 (https://www.aerztekammern-schlichten.de/fileadmin/user_upload/Gutachterkommissionen_und_Schlichtungsstellen/Behandlungsfehler-Statistik/Behandlungsfehler-Statistik_2023_.pdf (Zugriff: 16.02.2025)).

Bundesministerium für Gesundheit (2006): Rahmenempfehlungen zum Umgang mit herausforderndem Verhalten bei Menschen mit Demenz in der stationären Altenhilfe. Witten.

Burton, M./Ludwig, L. (ed) ([2]2015): Fundamentals of Nursing Care. Philadelphia: F.A. Davis Company.

Craven, R. et al. (ed) ([8]2017): Fundamentals of Nursing. Philadelphia: Wolters Kluwer.

Diekelmann, N. et al. (Hg) (1980): Fundamentals of Nursing. New York: McGraw-Hill Book Company.

Ewers, M. et al. (2021): Interprofessionalität in der Pflegeausbildung – (inter-)nationale Reformen, Erfahrungen und Perspektiven. In: Zeitschrift für medizinische Ethik 1: 17–32.

Faltenmaier, T./Lessing, N. ([10]2021): Art. Coping. In: Wirtz, M.A. (Hg): Dorsch – Lexikon der Psychologie. Bern: Hogrefe: 386–387.

Flaiz, B. (2018): Die professionelle Identität von Pflegefachpersonen. Vergleichsstudie zwischen Australien und Deutschland. Frankfurt a. M.: Mabuse.

Flick, U. ([2]2019): Gütekriterien qualitativer Sozialforschung. In: Bauer, N./Blasius, J. (Hg): Handbuch Methoden der empirischen Sozialforschung. Band 1. Wiesbaden: Springer: 473–487.

Folkman, S. (1997): Positive psychological states and coping with severe stress. In: Social Science and Medicine 8: 1207–1221.

Folkman, S./Greer, S. (2000): Promoting psychological well-being in the face of serious illness: when theory, research and practice inform each other. In: Psycho-Oncology 9: 11–19.

Foucault, M. (1988): Das Wahrsprechen des Anderen – 2 Vorlesungen von 1983/84. Hrsg. und eingeleitet von Ulrike Reuter zusammen mit Lothar Wolfstetter. Frankfurt a.M.: Materialis Verlag.

Gazarian, P. et al. (2016): Effectiveness of narrative pedagogy in devloping student nurses' advocacy role. In: Nurs Ethics 2: 132–141.

Georges, K.E. ([5]1861): Art. advocatus. In: Lateinisch-Deutsches Handwörterbuch. Erster Band. Leipzig: Hahn'sche Verlags-Buchhandlung: 120.

George, N. et al. (2016): Shared decision making to support the provision of palliative and end-of-life care in the Emergency Department: a consensus und research agenda. In: Acad Emerg Med 12: 1394–1402.

Gesundheitsberichtserstattung des Bundes: Diagnosedaten der Krankenhäuser ab 2000 (https://www.gbe-bund.de/gbe/pkg_isgbe5.prc_menu_olap?p_uid=gast&p_aid=92371673&p_sprache=D&p_help=3&p_indnr=550&p_indsp=&p_ityp=H&p_fid= (Zugriff: 16.02.2025)).

Gläser, J./Laudel, G. ([4]2010): Experteninterviews und qualitative Inhaltsanalyse. Wiesbaden: VS Verlag.

Grahmann, R./Gutwetter, A. ([2]2002): Konflikte im Krankenhaus: Ihre Ursachen und ihre Bewältigung im pflegerischen und ärztlichen Bereich. Bern: Verlag Hans Huber.

Grom, B. (2009): Spiritualität – die Karriere eines Begriffs: Eine religionspsychologische Perspektive. In: Frick, E./Roser, T. (Hg): Spiritualität und Medizin. Stuttgart: Kohlhammer: 12–17.

Hamric, A. et al. (ed) ([5]2015): Advanced Practice Nursing. St. Louis (MO): Elsevier.

Hausmann, C. (2016): Interventionen der Notfallpsychologie. Wien: Facultas.

Hawkley, L./Cacioppo, J. (2010): Loneliness Matters: A Theoretical and Empirical Review of Consequences and Mechanisms. In: Annals of Behavioral Medicine 2: 218–227.

Helaan-Fancher, L. (2016): Patient Advocacy in an Obstetric Setting. In: Nurs Sci Q 4: 316–327.

Helfferich, C. ([2]2019): Leitfaden- und Experteninterviews. In: Bauer, N./Blasius, J. (Hg): Handbuch Methoden der empirischen Sozialforschung. Wiesbaden: Springer: 669–686.

Hering, L./Jungmann, R. ([2]2019): Einzelfallanalyse. In: Bauer, N./Blasius, J. (Hg): Handbuch Methoden der empirischen Sozialforschung. Band 1. Wiesbaden: Springer: 619–632.

Hibbeler, B. (2011): Ärzte und Pflegekräfte: Ein chronischer Konflikt. In: Deutsches Ärzteblatt 41, A2138-A5.

Hummel, K. (2023): Annette allein zu Haus. Mit der Einsamkeit ist es vertrackt. In: FAS Nr. 52 (31.12.2023): 11.

ICN (2021): The ICN code of ethics for nurses (https://www.icn.ch/sites/default/files/2023-06/ICN_Code-of-Ethics_EN_Web.pdf (Zugriff: 06.03.2025)).

Jameton, A. (1984): Nursing practice: The ethical issues. Englewood Cliffs (NJ): Prentice-Hall.

Jansson, B. et al. (2014): Validation of the Patient Advocacy Engagement Scale for Health Professionals. In: Res Nurse Health 2: 162–172.

Jansson, B. et al. (2016): Predicting Levels of Policy Advocacy Engagement Among Acute-Care Health Professionals. In: Policy Polit Nurs Pract 1: 43–55.

Jonas, H. ([5]1984): Das Prinzip Verantwortung. Versuch einer Ethik für die technologische Zivilisation. Frankfurt a. M.: Insel.

Kersting, K. (1999): Coolout im Pflegealltag. In: Pflege und Gesellschaft 3: 53–60.

Kersting, K. ([6]2022): Coolout in der Pflege. Eine Studie zur moralischen Desensibilisierung. Frankfurt a. M.: Mabuse.

Knoll, F. (2020): Mensch bleiben. Lehrbuch Anthropologie, Ethik und Spiritualität für Pflegeberufe. Stuttgart: Kohlhammer.

Klein, C. (2011): Religion/Religiosität als grundlegendere Begriffe. In: Ders. et al. (Hg): Gesundheit – Religion – Spiritualität. Weinheim: Juventa: 35–45.

Koenig, H. et al. (Hg) ([3]2024): Handbook of religion and health. New York: Oxford University Press: 3–14.

Kohlen, H. (2019): Ethische Fragen der Pflegepraxis im Krankenhaus und Möglichkeiten der Thematisierung. In: Ethik in der Medizin 6: 325–343.

Kubitza, J. et al (2025): How the consideration of spiritual types could help in coping with moral distress in intensive care. In: Dimensions of Critical Care Nursing 2: 62–68.

Kuckartz, U./Rädiker, S. ([5]2022): Qualitative Inhaltsanalyse. Methoden, Praxis, Computerunterstützung. Weinheim: Beltz/Juventa.

Kühme, B. (2019): Identitätsbildung in der Pflege. Pflegepraxis und Bildungsmuster im Prozess beruflicher Sozialisation. Frankfurt a. M.: Mabuse.

Lang, F. (2007): Motivation, Selbstverantwortung und Beziehungsregulation im mittleren und höheren Erwachsenenalter. In: Wahl, H.-W./Mollenkopf, H. (Hg): Alternsforschung am Beginn des 21. Jahrhunderts. Berlin: Akademische Verlagsgesellschaft: 307–322.

Langenscheidt-Redaktion (Hg) (2008): Art. advocatus. In: Großes Schulwörterbuch Lateinisch-Deutsch. Berlin: Langenscheidt: 43.

Lazarus, R./Folkman, S. (1984): Stress, appraisal, and coping. New York: Springer.

Lazarus, R. (1993): Coping theory and research: past, present, and future. In: Psychosomtaic Medicine 3: 234–247.

Leppin, H. (2022): Paradoxe der Parrhesie. Tübingen: Mohr Siebeck.

MacDonald, H. (2007): Relational ethics and advocacy in nursing: literature review. In: Journal of Advanced Nursing 2: 119–126.

McCarter, S. et al. (2016): Barriers and Promoters to Participation in the Era of Shared Treatment Decision-Making. In: West Nurs J Res 10: 12082–1297.

Mallik, M./Rafferty, A.M. (2000): Diffusion of the Concept of Patient Advocacy. In: Journal of Nursing Scholarship 3: 399–404.

Medizinischer Dienst des Spitzenverbandes Bund und Krankenkassen (2020): Begutachtungsleitfaden – Behandlungsfehler und Pflegefehler. Essen (https://md-bund.de/fileadmin/dokumente/Publikationen/GKV/Behandlungsfehler/BGL_BHF_200421.pdf (Zugriff: 17.08.2025)).

Medizinischer Dienst Bund/Medizinischer Dienst Bayern (2023): Behandlungsfehler – Begutachtung der Gemeinschaft der Medizinischen Dienste. Jahresstatistik 2022. Essen/München.

Menche, N. et al. (Hg) ([8]2023): Pflege Heute. München: Elsevier.

Meuser, M./Nagel, U. (2009): Das Experteninterview – konzeptionelle Grundlagen und methodische Anlage. In: Pickel, S. et al. (Hg): Methoden der vergleichenden Politik- und Sozialwissenschaft. Wiesbaden: VS Verlag: 465–479.

Michalsen , A. et al. (2019): Interprofessional Shared Decision-Making in the ICU: A Systematic Review and Recommendations From an Expert Panel. In: Critical Care Medicine 9: 1258–1266.

Morrison, K./ Korol, S. (2014): Nurses' perceived and actual caregiving roles: identifying factors that can contribute to job satisfaction. In: J Clin Nurs 23–24: 3468–3477.

Murray, M. (1976): Fundamentals of Nursing. Englewood Cliffs (NJ): Prentice-Hall.

Nedjat-Haiem, F. et al. (2013): Advocacy at the end of life: meeting the needs of vulnerable Latino patients. In: Soc Work Health Care 6: 558–577.

Papon, V. et al. (2024): Costs of Loneliness-related Health Consequences in Spain. In: Das Gesundheitswesen 5: S301.

Peltzer, K./v.Normann, R. ([27]2004): Art. Anwalt. In: Das treffende Wort. Thun: Ott Verlag: 52.

Penner, H./Hofheinz, R. (2018): Operation Team – Interprofessionelle Fortbildung. Interprofessionelle Aus- und Weiterbildung am Karolinska Universitätsklinikum und anderen Ausbildungszentren in Stockholm. In: PADUA 1: 41–47.

Pflegeberufegesetz vom 17. Juli 2017 (BGBl. I S. 2581). Zuletzt durch Artikel 2a des Gesetzes vom 12. Dezember 2023 (BGBl. 2023 I Nr. 359) geändert (https://www.gesetze-im-internet.de/pflbg/BJNR258110017.html (Zugriff: 09.03.2025)).

Potter, P. et al. (ed) (⁹2017): Fundamentals of Nursing. St. Louis (MO): Elsevier.

Rehbock, T. (2005): Fälle oder Prinzipien? Zur Bedeutung und Kritik ethischer Kasuistik. In: Arbeitsgruppe Pflege und Ethik der Akademie für Ethik in der Medizin (Hg): Für alle Fälle. Honnver: Brigitte Kunz Verlag: 202–219.

Robinson, R./Stinson, C.K. (2016): Moral Distress: A Qualitative Study of Emergency Nurses. In: Dimens Crit Care Nurse 4: 235–240.

Roser, T. (²2017): Spiritual Care. Der Beitrag von Seelsorge zum Gesundheitswesen. Stuttgart: Kohlhammer.

Rudolph, U. (³2013): Motivationspsychologie. Weinheim: Beltz.

Salloch, S./Seidlein, A.H. (²2022): Interprofessionelle Zusammenarbeit als Grundlage einer ethisch guten Entscheidungsfindung. In: Marckmann, G. (Hg): Praxisbuch Ethik in der Medizin. Berlin: Medizinisch Wissenschaftliche Verlagsgesellschaft: 41–46.

Sartre, J.-P. (¹⁰2019): Der Existentialismus ist ein Humanismus. In: Ders.: Der Existentialismus ist ein Humanismus und andere philosophische Essays (1943–1948). Hamburg: Rowohlt: 145–192.

Sartre, J.-P. (2005): Entwürfe für eine Moralphilosophie. Hamburg: Rowohlt.

Schaaf, S. (2023): Literaturanalyse Einsamkeit im Alter. Zusammenfassende Dokumentation. Bern: Age Stiftung: 10 (https://public-health-services.ch/wp-content/uploads/Einsamkeit-im-Alter_Bericht-Literaturanalyse.pdf (Zugriff: 17.08.2025)).

Schärli, M. et al. (2017): Interprofessionelle Zusammenarbeit Pflegefachpersonen und Ärzteschaft. Eine Triangulation quantitativer und qualitativer Daten. In: Pflege 2: 53–63.

Schewior-Popp, S. et al. (Hg) (¹⁵2021): Thiemes Pflege. Stuttgart: Thieme.

Schnell, M./Dunger, C. (²2018): Forschungsethik. Bern: Hogrefe.

Schwartz, E./Litwin, H. (2017) Are newly added and lost confidants in later life related to subsequent mental health? In: International Psychogeriatics 12: 2047–2057.

Statistisches Bundesamt (2017): Bevölkerungsentwicklung bis 2060. Wiesbaden.

Statistisches Bundesamt (2020): Entwicklung der Privathaushalte bis 2040 – Ergebnisse der Haushaltsvorausberechnung 2020. Wiesbaden.

Statistisches Bundesamt (2023): Gesundheitspersonal nach Altersgruppen 2023 (https://www.destatis.de/DE/Themen/Gesellschaft-Umwelt/Gesundheit/_Grafik/_Interaktiv/gesundheitspersonal-altersgruppen.html;jsessionid=7F6BD7D9999A3638A6E9DBBF5E406D7E.live742 (Zugriff: 17.08.2025)).

Statistisches Bundesamt (2024): Gesundheit – Grunddaten der Krankenhäuser 2023 (https://www.destatis.de/DE/Themen/Gesellschaft-Umwelt/Gesundheit/Krankenhaeuser/Publikationen/_publikationen-innen-grunddaten-krankenhaus.html (Zugriff: 16.02.2025)).

Statistisches Bundesamt (2024): Bevölkerung. Haushalte und Familien
(https://www.destatis.de/DE/Themen/Gesellschaft-Umwelt/Bevoelkerung/Haushalte-Familien/_inhalt.html (Zugriff: 16.02.2025)).

Statistisches Bundesamt (2024): Pressemitteilung Nr. 476 vom 18. Dezember 2024 (https://www.destatis.de/DE/Presse/Pressemitteilungen/2024/12/PD24_478_224.html (Zugriff: 15.02.2025)).

Statistisches Bundesamt (2025): Migration und Integration. Rohdatenauszählung ausländische Bevölkerung (https://www.destatis.de/DE/Themen/Gesellschaft-Umwelt/Bevoelkerung/Migration-Integration/Tabellen/rohdaten-auslaendische-bevoelkerung-zeitreihe.html (Zugriff: 16.02.2025)).

Statista (2024): Ausländeranteil unter sozialversicherungspflichtig Beschäftigten in der Pflege und insgesamt in Deutschland im Jahr 2023 (https://de.statista.com/statistik/daten/studie/1029896/umfrage/auslaenderanteil-an-pflegekraeften-in-deutschland-nach-pflegeart/ (Zugriff am 06.03.2025)).

Statista (2024): Geschlechterverteilung unter den sozialversicherungspflichtig Beschäftigten in der Pflege und insgesamt in Deutschland im Jahr 2023 (https://de.statista.com/statistik/daten/studie/1029877/umfrage/verteilung-von-pflegekraefte-in-deutschland-nach-pflegeart-und-geschlecht/ Zugriff: 06.03.2025)).

Statista (2025): Bevölkerung – Zahl der Einwohner in Deutschland von 2010 bis 2024 (https://de.statista.com/statistik/daten/studie/1217/umfrage/entwicklung-der-gesamtbevoelkerung-seit-2002/ (Zugriff: 06.03.2025)).

Statista (2025): Altersstruktur der Bevölkerung in Deutschland zum 31. Dezember 2031 (https://de.statista.com/statistik/daten/studie/1351/umfrage/altersstruktur-der-bevoelkerung-deutschlands/ (Zugriff: 06.03.2025)).

Taylor, C. et al. (ed) ([8]2014): Fundamentals of Nursing. Philadelphia: Wolters Kluwer.

Tronto, J. (1993): Moral Boundries. A political argument for an ethic of care. New York: Routledge.

von Schlippe, A. (2022): Das Karussell der Empörung. Göttingen: Vandenhoeck & Ruprecht.

Wasner, M. (2021): Art. Lebensqualität. In: Frick, E./Hilpert, K. (Hg): Spiritual Care von A bis Z. Berlin: de Gruyter: 202–204.

Weber, M. (1919): Politik als Beruf. München/Leipzig: Verlag von Duncker und Humblot.

Weiher, E. (2024): Warum Spiritual Care eine Ressource für Gesundheitsfachkräfte ist. In: Büssing, A. et al. (Hg): Spiritual Care & Existential Care interprofessionell. Handbuch spiritueller und existentieller Begleitung in der Gesundheitsversorgung. Berlin: Springer: 273–277.

Wilkinson, J. ([3]2016): Fundamentals of Nursing: Volume 1 + 2. Philadelphia: F.A. Davis Company.

Wittneben, K. ([5]2003): Pflegekonzepte in der Weiterbildung für Pflegelehrerinnen und Pflegelehrer. Lausanne: Peter Lang.

World Health Organization (1998): WHOQOL User Manual. Genf (https://iris.who.int/bitstream/handle/10665/77932/WHO_HIS_HSI_Rev.2012.03_eng.pdf?sequence=1 (Zugriff: 17.02.2025)).

Yoost, B./Crawford, L. (2016): Fundamentals of Nursing. St. Louis (MO): Elsevier.

FSC
www.fsc.org
MIX
Papier | Fördert gute Waldnutzung
FSC® C083411

Kolibri 360 GmbH
Ferdinand-Jühlke-Straße 7
99095 Erfurt, Deutschland
produktsicherheit@kolibri360.de